役立つ［ちょいコツ］満載！

ここが知りたい！高血圧を下げる新常識

島田和幸［監修］
検見﨑聡美［料理］

UN264265

永岡書店

はじめに

年齢を重ねるにつれて、血圧が上がってきたな、と感じていらっしゃる方も多いことでしょう。血圧は血管の老化を示す鏡のようなもので、血圧が高くなったということは、老化の階段を一歩一歩のぼり、「ここで用心しないと危険ですよ」という〝お知らせ〟です。

そのお知らせをほうっておけば、糖尿病や脂質異常症などを合併していき、数年後や数十年後に、脳卒中や心筋梗塞《こうそく》などの脳心血管《のうしんけっかん》病にみまわれるリスクが高くなります。それを避けて、人生を楽しみながら長生きするには、血圧コントロールが

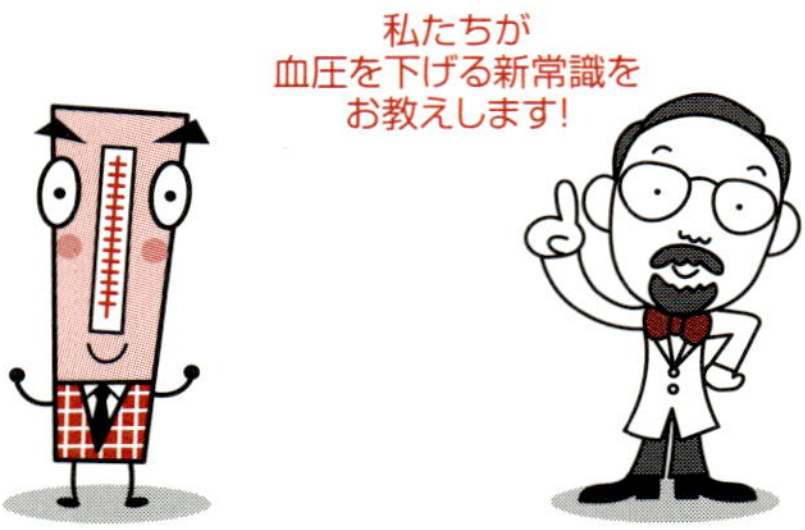
私たちが
血圧を下げる新常識を
お教えします!

血圧くん　さげ～る博士

欠かせません。

昨今は、血圧についてさまざまなことが言われており、「血圧は高くてもいい」「減塩は必要ない」などの説も見られます。この本では、そういう誤解を解き明かしながら、血圧を下げて健康に暮らすための話をたくさん盛り込みました。簡単にすぐ始められるセルフケアのコツも満載です。

血圧は私たちの生涯とともに歩む、健康のバロメーター。本書がみなさんの高血圧改善と病気予防に役立つことを、心より願っております。

島田和幸

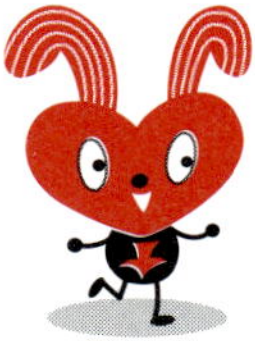

サゲ〜ル

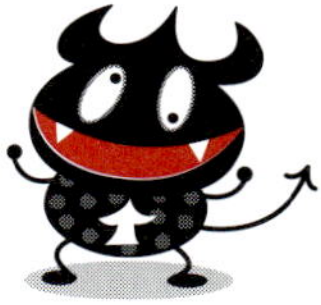

アゲ〜ル

もくじ

PART2　自分で下げる！　生活習慣のコツ

PART3 やせると血圧は下がる！ メタボも改善！

PART4 食事の簡単コツで血圧を下げる！

●血圧を下げる！ 厳選！ 食品&成分

●血圧を下げる 特効！ レシピ

●好物がやめられないときの 塩分&カロリーカット お助けレシピ

PART5 血圧を下げるらくらく運動&ツボ—おなか周りもすっきり！

［本書のご利用にあたって］
●本書は高血圧改善に役立つ情報を集めていますが、食品や運動の効果には個人差があります。
●本書の情報は、医療機関で示された治療計画の一助としてお役立てください。
●レシピの表記について
◇材料を個数・本数で表示したものは、断り書きがない場合、中程度の大きさを指します。
また、グラム数で表示したものは、断り書きがない場合、皮や種などを除いた正味量です。
◇大さじ1は15㎖、小さじ1は5㎖を指します。

デザイン／金親真吾
イラスト／石井由紀
執筆協力／佐藤雅美
取材・構成／重松久美子
編集担当／影山美奈子　春別府紗里
（永岡書店編集部）

プロローグ

高血圧の常識 ウソ・ホントクイズ

血圧がわかる！下がる！

ウソ・ホントクイズ

さげ〜る博士が高血圧の新常識をお教えします！

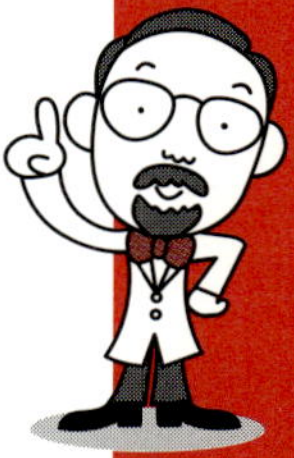

血圧についてうっかり誤解していることも、けっこう多いもの。クイズに答えて解説を読むだけで、「ええっ、ホントはそうだったの」と、目からウロコ間違いなし！

●ウソ・ホントに印をつけて答えてみましょう。

（答えと解説は12〜19ページです。）

Q1 血圧値は、上と下の差が大きいほうがいい。　ウソ・ホント

Q2 高血圧の人でも、朝は血圧が低くなる。　ウソ・ホント

Q3 高血圧と遺伝は、あまり関係がない。　ウソ・ホント

Q4 睡眠不足の人は、高血圧になりやすい。　ウソ・ホント

Q5 太っている人は、血圧が高くなりやすい。　ウソ・ホント

Q6 自覚症状がなければ、高血圧は軽度のままなので、あまり心配はいらない。　ウソ・ホント

Q7 高血圧の人は糖尿病になりやすい。また、糖尿病の人も、高血圧になりやすい。　ウソ・ホント

Q8 血圧は薬でしか下げることができない。

ウソ・ホント

Q9 たばこを吸うと、血圧が上がる。

ウソ・ホント

Q10 セックスの最中は、血圧が少し上がる。

ウソ・ホント

Q11 高血圧の人の入浴は、熱めの湯に短時間つかるのがいい。　ウソ・ホント

Q12 丼物やラーメンが好きな人は、高血圧になりやすい。　ウソ・ホント

Q13 野菜を十分とると、血圧は下がってくる。

ウソ・ホント

Q14 塩分をひかえるためには、間食はせんべいより甘い物がいい。　ウソ・ホント

Q15 軽い運動で、血圧は下がってくる。

ウソ・ホント

Q16 高血圧治療薬は、一度飲み始めたら、一生服用することになる。　ウソ・ホント

※「上」の血圧は収縮期血圧を、「下」の血圧は拡張期血圧を指します。

ウソ・ホントクイズの答えと解説

●解説に示した参照ページを読むと、より知識が深まります。

Q1 ウソ

高血圧の初期は、上の血圧はさほど上がらず、下の血圧が上がりやすいので、上下の差が小さくなります。高血圧が進むと上の血圧も上がり、さらに、年をとると動脈硬化が進行して下の血圧は逆に下がるので、**上下の差が大きく**なります。「上下の差が小さいのは悪く、大きいほうがいい」は誤解です。

[↓P. 36・37]

Q2 ウソ

血圧は、日中高く夜間低くなるパターンが一般的です。高血圧の人は、1日を通じて血圧が高くなりますが、とくに**早朝の血圧が高くなる**傾向があります。この場合、日中の血圧は正常のこともあり、高血圧が見逃されやすくなります。そのため、家庭で早朝血圧をはかることも、大切です。

[↓P. 30・31、付録]

Q3 ウソ

高血圧は、遺伝的要素に、過食や運動不足などのよくない生活習慣が加わることで発症します。**両親がともに高血圧の場合、子どもが高血圧になる確率は約50%。**そのため、遺伝的要素に心あたりがある人は、若いうちから、よい生活習慣を身につけて予防するのがいちばんです。中高年の人も、今からでも遅くはありません。生活習慣を改善し、血圧をコントロールしましょう。［↓P.34・35］

Q4 ホント

通常、睡眠中は血圧が下がります。高血圧の人も、睡眠中に血圧が正常値まで下がることが多く、その間に、日中の活動中に受けた血管の損傷が修復されます。**睡眠不足が続くと、**血管を修復する時間が十分にとれず、**血管の損傷が進み、**動脈硬化が進行してしまいます。［↓P.72・73］

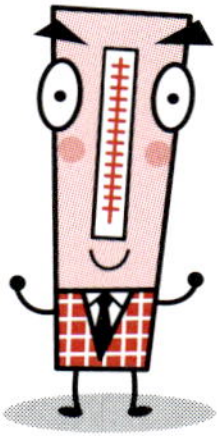

快適に眠ることも、血圧コントロールのポイント！

Q5 ホント

肥満は高血圧の大きな原因のひとつ！ **肥満度が増すにつれて血圧も上がり**、複合的な代謝障害（＝メタボ）によって、糖尿病などほかの生活習慣病も起こりやすく、動脈硬化の進行が早まります。つまり、**やせれば血圧が下がり**、メタボの予防と改善にも有効なわけです。［↓P.40〜43、PART3］

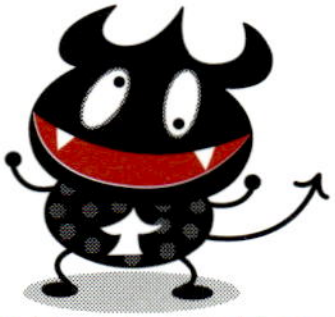

Q6 ウソ

頭痛、息切れ、動悸《どうき》などを高血圧の典型的な症状だと思っている人もいますが、これは誤解。高血圧には、**自覚症状がほとんどありません**。ひどい頭痛や息切れなどの症状は合併症の進行を示すもので、動脈硬化が進んで脳や心臓などに**深刻な病気が起こりかけているサイン**です。そのため、高血圧は「サイレント・キラー（沈黙の殺し屋）」とも呼ばれています。［↓P.44・45］

Q7 ホント

怖いことに、**高血圧の人は糖尿病になりやすく、**また、**糖尿病の人も高血圧になりやすい**のが実情です。これには、メタボのメカニズムであるインスリン抵抗性や高インスリン血症が関係しています。高血圧と糖尿病が合併すると、血管の傷みが加速し、脳卒中や心筋梗塞《こうそく》のリスクが増大します。高血圧の人は、血糖値やメタボの度合いにも気を配ることが欠かせません。［↓P.40～43］

Q8 ウソ

「高血圧の治療は薬がいちばん」と思っている人も多いようです。しかし、薬による治療は、脳心血管病のリスクが高い人を除き、どちらかといえば二次的なもの。リスクが低い場合は、まずは**生活習慣を改善して血圧を下げるセルフケア**がすすめられます。「薬だけでOK」と考えていると、高血圧が改善されないばかりか、ほかの生活習慣病にもなりやすいので、ご注意を！［↓P.52～59］

Q9 ホント

愛煙家は「ウソ」と思いたいところですが、たばこを1本吸うと、上と下の両方の血圧が10〜20㎜Hgほど上がります。喫煙習慣と高血圧の慢性的な影響関係については、まだ明らかになっていませんが、たばこは、高血圧の最も怖い合併症である**動脈硬化を加速**させてしまいます。**ガンや肺の病気の大きな原因**にもなるので、できるだけ早く禁煙するのがいちばんです。

[↓P.68・69]

Q10 ウソ

興奮状態にあるので、なんとなく血圧が上がるのはおわかりでしょうが、「少し」でなく「かなり」上がります。欧米で行われた調査によると、夫婦間でのセックスでは、上の血圧が40〜50㎜Hgも上昇！ **浮気など刺激が強いセックスでは、もっと上がる**とされます。高血圧の人にとって血圧の急上昇はとても危険。刺激的なセックスはつつしむのが賢明です。

[↓P.83]

Q11 ウソ

熱い湯ぶねに、ぐっと我慢してつかるのも粋ですが、血圧コントロールには、よくありません。**湯ぶねの温度**は、庭先でひなたぼっこをしているくらいのポカポカ感が最適。**38〜40℃のお湯に5〜10分ほど**つかると、血管が拡張して血圧が下がってきます。

［↓P.80］

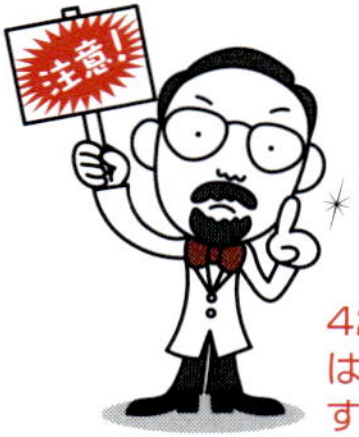

42℃以上のお湯は、血圧が急上昇するので、注意を!

Q12 ホント

高血圧の人に好物を聞いてみると、**ラーメン、丼物などがつねにトップ**。ラーメンは汁を全部飲む人が大半です。「汁を全部飲まないと食べた気がしない」という気持ちはよくわかります。また、丼物もたしかにおいしい。しかし、少しは我慢しないと、好物を味わう体自体を保てなくなります。食を楽しめるのは、命あってこそ。**自覚的に減塩を**始めましょう。

［↓P.108〜125］

Q13 ホント

高血圧の人には、野菜をあまり食べないという人も多いようです。しかし、大地で育った野菜は栄養の宝庫。**血圧を下げる成分であるカリウムや食物繊維、動脈硬化を予防する抗酸化成分**を効率よくとれます。野菜嫌いの人は、食わず嫌いの人もけっこういるようなので、まずは旬の野菜をうすす味の調理法で味わってみましょう。野菜の奥深いおいしさに気づくはずです。［↓P.120・121］

Q14 ウソ

塩せんべい、磯辺《いそべ》せんべい、あられ、クラッカーは、塩分が高い間食の代表格。高血圧の人は、これらを食べるのを自覚的にひかえたり、少なくすることが大事ですが、じつは**甘い物にも隠れ塩分がひそんでいる**ので注意が必要です。代表的なものは、あんを使ったお菓子、パイ、デニッシュペストリーなど。これらは、塩分も糖分も高いので、食べすぎは禁物です。［↓P.128・129］

Q15 ホント

運動には血圧を下げる効果があります。それも、**〝ニコニコペース〟でできる軽めの運動でいい**ので、実行しない手はありません！　運動後に血圧は一時的に下がり、それを継続していると、慢性的な効果が出てきます。10週間ほどで、上／下の血圧が11／6㎜Hg前後下がり、50％以上の人が、上が約20㎜Hg、下が約10㎜Hg下がったという調査報告があります。［↓PART5］

Q16 ウソ

高血圧を治療する薬は血圧をコントロールするために飲むので、長期間飲み続けるのが基本です。しかし、生活習慣の改善などによって、血圧コントロールが良好に進んでいれば、**医師の判断で服用を中止することも可能**です。これは、セルフケアの大きな励みにもなることです。［↓P.58・59］

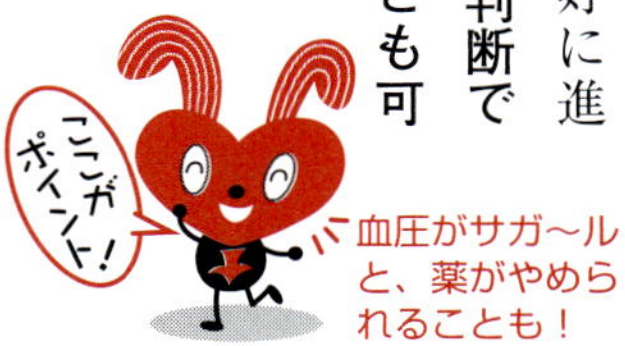
ここがポイント！
血圧がサガ〜ルと、薬がやめられることも！

あなたの血圧は大丈夫? 高血圧の診断基準

血圧が慢性的に高くなるのが「高血圧」。日本での診断基準は、日本高血圧学会が定めた『高血圧治療ガイドライン』の血圧値の分類です。

●最新! 血圧値の分類と治療基準

	分類	収縮期血圧(mmHg)		拡張期血圧(mmHg)
	至適血圧	<120	かつ	<80
	正常血圧	120~129	かつ/または	80~84
	正常高値血圧	130~139	かつ/または	85~89
高血圧	Ⅰ度高血圧	140~159	かつ/または	90~99
高血圧	Ⅱ度高血圧	160~179	かつ/または	100~109
高血圧	Ⅲ度高血圧	≧180	かつ/または	≧110
	(孤立性)収縮期高血圧	≧140	かつ	<90

資料:日本高血圧学会「高血圧治療ガイドライン2014」

●至適血圧・正常血圧は、当面は、血圧が原因で深刻な病気が起こる可能性がほとんどない領域です。

●正常高値血圧は、いわゆる「高血圧予備群」の段階です。

●高血圧の分類は、かつては「軽症・中等症・重症」でしたが、軽症であっても深刻な病気につながる場合があることから、軽症→Ⅰ度、中等症→Ⅱ度、重症→Ⅲ度と、呼び名が変わりました。

●(孤立性)収縮期高血圧については、P.36・37 で解説しています。

PART
1

わかる！　下がる！　高血圧の新常識

高血圧はどんな状態？ 放置するとどうなる？

「高血圧で薬を飲んでいるんですよ」「ああ、私もそうです」。

40代以上の男性が集まると、こんなやりとりがよく出てきます。日本の高血圧患者は約4300万人もいるとされ、とくに働き盛りの男性に多いので、いろいろな場所で高血圧の人に会うのは不思議なことではありません。しかし、「ほかの人もそうだから大丈夫」などと高をくくって放置していると、脳卒中や心筋梗塞《こうそく》などのリスクが増大していきます。

そう、高血圧は「サイレント・キラー（沈黙の殺し屋）」と呼ばれる怖い病気なのです。**そのままほうっておくのは、とても危険**です！

高血圧と診断されるのは、収縮期血圧（上の血圧）が140mmHg以上または拡張期血圧（下の血圧）が90㎜Hg以上の状態です。加えて、日本高血圧学会のガイドラインでは、正常高値血圧（上が130㎜Hg以上または下が85㎜Hg以上）の段階でも、早めのケアが促されています。この指針は、とくに**30代や40代の人に向けたもので、若いうちに高血圧のセルフケアを行う**ことで、その後の人生をもっと健康に過ごそう、というメッセージです。

50代や60代の人にとっては、高血圧のケアは、**第2の人生の過ごし方**にも深く関わってきます。**70代以上の人**も、**人生をより豊かに生きる**ため、同じようにケアが大切です。

高血圧であることは、健康度を示す信号が黄信号や赤信号になったということ。そのシグナルを放置せず、上手にセルフケアしていくと、人生はまだまだ楽しく豊かになっていきます。

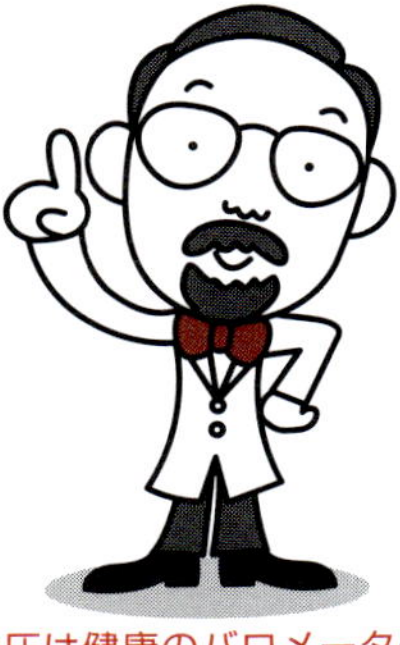

血圧は健康のバロメーター。
高血圧はケアが必要です！

血圧って何？ なぜ高くなるの？

血圧はつねに変動しており、正常値の人も高血圧の人も、**1日に10万回も変わる**のをご存知ですか？　この10万回は、心臓が1日に動く回数と同じです。心臓が働き、血液が酸素と栄養を全身の細胞に届け、二酸化炭素と老廃物を回収することで、私たちは生きていられます。血圧が変動するのは、心臓の動きに応じて、血管に加わる圧力が違ってくるためです。

心臓が動脈に血液を押し出す際、心臓はギュッと収縮してポンプの役目を果たします。このとき、**血液が動脈壁に加える圧力が収縮期血圧**です。一方、全身をめぐってきた血液が心臓に戻ると、それを迎え入れるために心臓は拡張します。このとき、**動脈壁にかかる圧力が拡張期血圧**です。

★心臓の働きと血圧の関係

収縮期血圧（上の血圧）

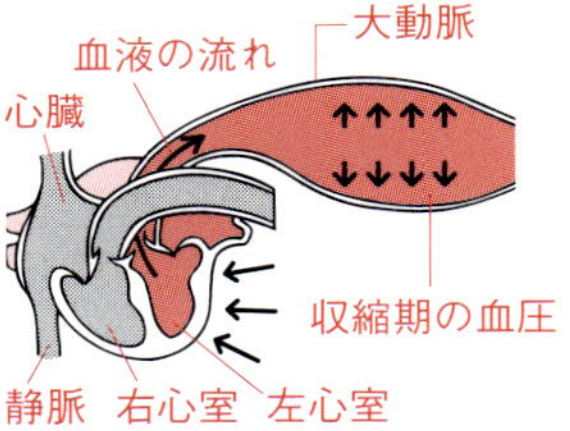

心臓が収縮して血液が押し出されると、動脈壁にかかる圧力が最大となる。そのため「上の血圧」とも呼ばれる。

拡張期血圧（下の血圧）

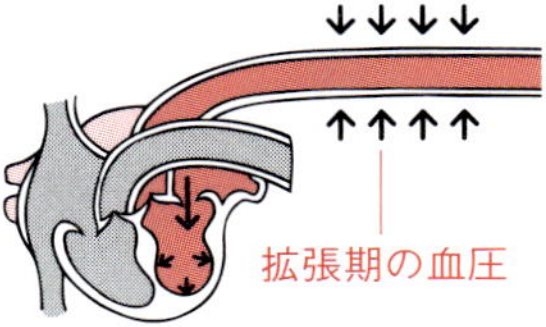

心臓がふくらんで血液を迎え入れるとき、動脈壁にかかる圧力は最小となる。そのため「下の血圧」とも呼ばれる。

血圧の変動は体内のいろいろな要素に関わっていますが、おもなものは**心拍出量と末梢《まっしょう》血管抵抗**の2つ。心拍出量は、心臓から押し出される血液量のことで、量が多いと収縮期血圧が高くなります。末梢血管抵抗は、毛細血管など末梢血管での血液の流れにくさで、拡張期血圧を上昇させます。

　これらの**要素のバランスがくずれる**と、通常の血圧変動とは別に、**血圧が慢性的に高く**なります。これが「高血圧」という病気で、血管や心臓に負担がかかる状態が続いてしまいます。

1日の中で血圧はどう**変動**している？

血圧は1日に10万回も変動していますが、無作為に変わっているわけではなく、「血圧日内変動」と呼ばれる大きな変動パターンがあります。

正常な血圧値の人では、**朝**起きたときに**血圧が上がり**、**昼間**の活動中は**高い状態**が続き、活動量が減る**夜**になると**下がり**、寝ているときに最も低い状態になります。また、血圧は動作、感情、温度差などによる影響も受けるので、日内変動のなかでも、**食事・運動・喫煙・排便時**や、**イライラや怒り**をおぼえたとき、冷気に触れたときなどは**血圧が上昇**します。

血圧がこのように変動するのは、体のバランスをとるためです。活動中は多くのエネルギーが必要なため、全身に酸素と栄養をたくさん届けようと心臓が働き、送り出す血液量が増えて血圧が上がります。逆に、活動量が少ない夜はエネルギーが少なくていいので、心臓からの血液量が減り、血圧が下がります。

人の体はよくできているな、と感心させられますが、血圧のこの変動をおもに調整しているのは、**自律神経**です。自律神経には交感神経と副交感神経があり、活動中は交感神経が活発になり、休息中は副交感神経が優位に立ちます。この神経のバランスがとれていると、血圧もバランスよく変動します。しかし、神経の**バランスが乱れる**と、血圧変動に異常が生じ、**高血圧**になります。

★正常血圧の人の血圧日内変動

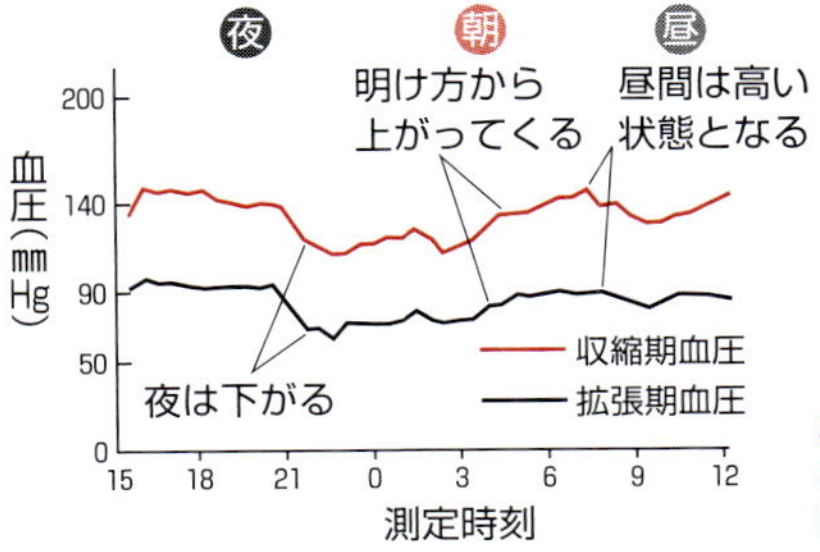

夜
朝
昼
明け方から上がってくる
昼間は高い状態となる
200
140
90
50
0
血圧（mmHg）
夜は下がる
収縮期血圧
拡張期血圧
15
18
21
0
3
6
9
12
測定時刻

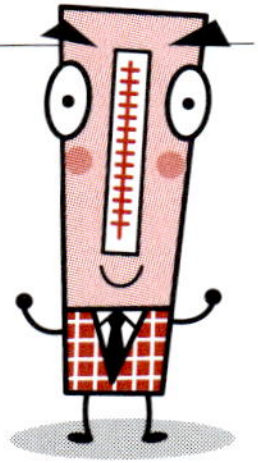

昼間は交感神経の働きで血圧が高く、夜は副交感神経の働きで低くなるんだ

白衣高血圧・仮面高血圧って何のこと？

血圧は時間帯や感情などによって変動するため、血圧測定にその影響が出る場合もあります。それが、よく耳にする「白衣高血圧」「仮面高血圧」です。

白衣高血圧は、通常は**正常血圧なのに**、医療機関、つまり**白衣を着た人のもとではかると**、緊張によって**血圧が高くなる**ことを指します。こういう場合、家庭で血圧をはかることが大切で、1週間以上はかった数値が正常であれば、通常、治療しなくても大丈夫です。ただし、血圧は年齢とともに高くなるので、家庭血圧の測定を習慣化し、

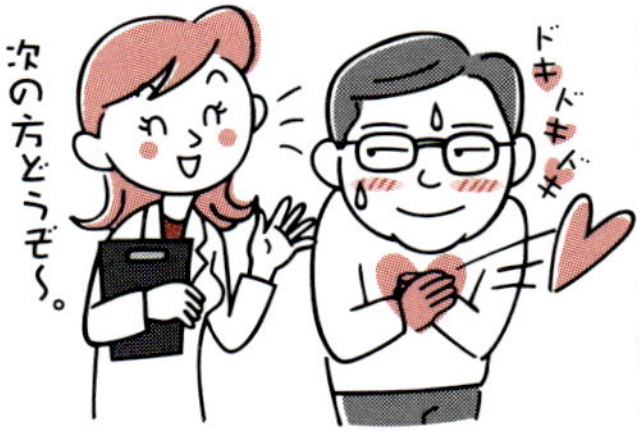

医療機関ではかった血圧は高めになることも多く、「白衣高血圧」という

血圧値の変化を見守っていきましょう。

家庭ではかる血圧は「**家庭血圧**」と呼ばれ、リラックスした環境ではかるため、高血圧の診断基準が少しきびしくなっており、**135／85㎜Hg以上**で高血圧と判断されます（187ページ）。

一方、**仮面高血圧**は、白衣高血圧と逆のパターンです。**健康診断や医療機関ではかった血圧が正常値なのに、家庭で血圧を測定すると、血圧が高い**場合があります。1週間以上はかって、家庭血圧の診断基準（右記）にあてはまれば、高血圧です。このようなケースを、〝仮面をかぶって隠れている〟という意味合いで、仮面高血圧と呼びます。

仮面高血圧は、白衣高血圧とは異なり、真の高血圧に近い状態です。健診や病院での測定結果が正常値だからと安心して、普段の高血圧を見逃していると、知らないうちに高血圧の程度が増し、脳卒中や心筋梗塞《こうそく》のリスクが高まってしまいます（30・31ページ）。

高血圧の人の血圧変動のパターンは？
——仮面高血圧のこのタイプが危ない

高血圧の人の血圧変動パターンは、大きく3つに分かれます。いちばん多いのは、正常血圧の人と同じように、**日中の血圧が最も高くなる日中型**パターンで、健診や医療機関での血圧測定で見つかりやすいタイプです。

ほかの2つは、仮面高血圧として見逃されやすいもので、早朝型と夜間型があります。**早朝型は、朝の血圧が高くなりすぎるタイプ**で、早朝から急上昇する場合と、就寝時から早朝まで血圧がずっと高い場合に分かれます。

とくに後者は、睡眠中もずっと血圧が高いことで血管の負担が大きくなり、脳卒中や心筋梗塞《こうそく》の危険度が増します。

夜間型は、夜間に血圧が下がらず、**昼も夜も血圧が高すぎる**タイプです。動

★高血圧の人の血圧変動パターン

◎日中型

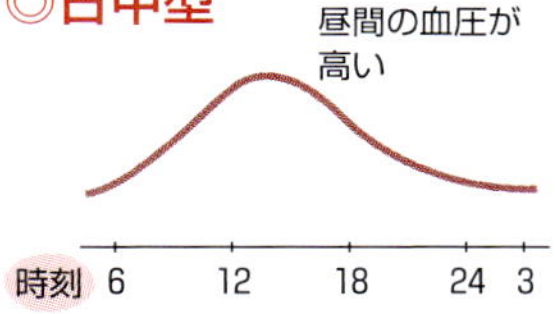
昼間の血圧が
高い
時刻 6 12 18 24 3

高血圧の人のうち、約50%が日中型、約30%が早朝型、約20%が夜間型であると考えられています。

◎早朝型

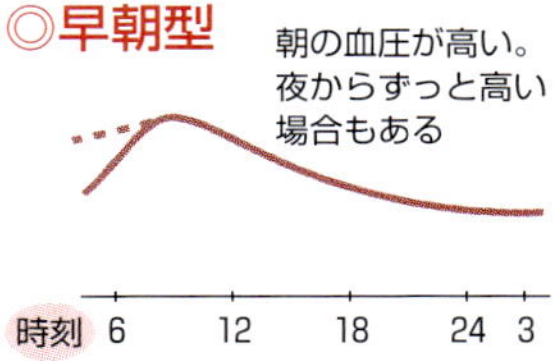
朝の血圧が高い。
夜からずっと高い
場合もある
時刻 6 12 18 24 3

◎夜間型

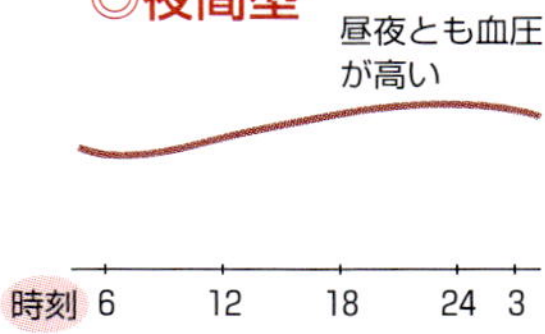
昼夜とも血圧
が高い
時刻 6 12 18 24 3

脈硬化や睡眠障害がある人に多いとされ、1日中血管に負担がかかり続けるため、脳卒中や心筋梗塞の危険度が高いです。

　早朝型や夜間型などの仮面高血圧は、**高血圧の治療中の人によく**見られます。病院での測定では正常値となるため、血圧コントロールがうまく進んでいると誤解されがちですが、家庭で血圧をはかると、高血圧の範囲であるケースも多いです。このようなことを避けるためにも、**家庭血圧の測定が重要**で、とくに**朝の測定**が大切です。

高血圧を引き起こす原因を知っておこう！

では、高血圧の原因は何でしょう？　高血圧は、発症原因によって、**原因が特定しにくい「本態性《ほんたいせい》高血圧（一次性高血圧）」**と、腎臓病など別の病気が原因で血圧が上がる「二次性高血圧」の2つに分かれます。

日本人に多いのは、本態性高血圧のほうで、**全体の90％以上**を占めています。原因が特定しにくいのはやっかいなことですが、さまざまな調査研究によって、**遺伝的要因と生活環境要因**との関係が明らかになっています。各要因の関与率は、個人差もありますが、だいたい50％ずつ。よって、遺伝的要因がない人も、生活環境要因だけから、高血圧を発症することがあります。つまり、生活環境要因をとり除くのが、予防・改善のポイントとなります。

★本態性高血圧を引き起こす要因

◎遺伝的要因

高血圧は、遺伝的要因が強い病気です。 [→P.34・35]

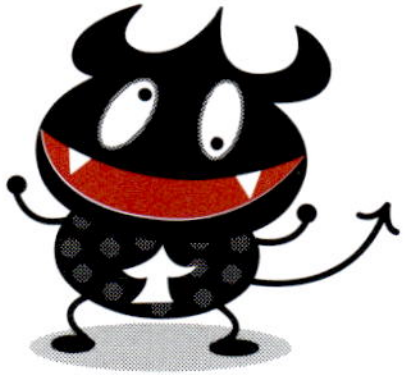

これらの要因が絡み合いながら、血圧がアガ〜ル

◎生活環境要因

加齢：男性は30代以上、女性は50歳以上 [→P.36・37]

塩分のとりすぎ：食塩をとりすぎると、血圧が上がります。 [→P.38・39、PART4]

過食による肥満：肥満は塩分のとりすぎと並び、血圧を上げる大きな原因。 [→P.40・41、PART3]

飲酒：習慣的な過度の飲酒は、血圧を上げます。 [→P.70・71、126・127]

喫煙：血圧上昇に加え、動脈硬化を加速させます。 [→P.68・69]

運動不足：運動不足は高血圧をはじめ、すべての生活習慣病の原因です。 [→PART5]

ストレス：交感神経が必要以上に高まり、血圧が上がります。 [→P.64〜67]

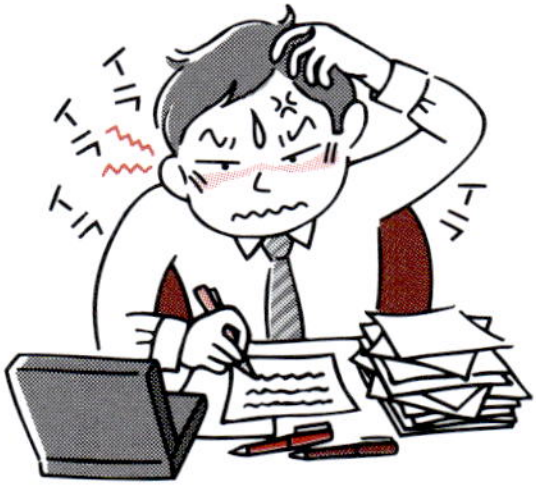

ストレスも、高血圧の発症原因。イライラしやすい人、責任感が強い人、競争心が強い人はとくに注意

親が高血圧だと、自分も高血圧に？
——高血圧と遺伝の関係

高血圧は、生活習慣病のなかでは、遺伝的要因が強く関わる病気です。しかし、「遺伝だから仕方ない」「遺伝がないから大丈夫」とは言えません。

高血圧の遺伝的要因には、心臓・血管・腎臓・血圧調整に関わる内分泌系や神経系の異常などがあり、それらが複雑に絡み合って関係すると考えられています。つまり、高血圧がそのまま遺伝するのではなく、**高血圧の発症に関わる体質が遺伝**するのです。両親がともに高血圧の場合、子どもが高血圧になる確率は約50％、両親のどちらかが高血圧の場合は約30％とされます。

30～50％の確率は高めではありますが、１００％ではないわけです。この数値から、もう1つの発症原因である生活環境要因（33ページ）が、いかに深く

★遺伝的要因による高血圧の発症率

家族の高血圧に関する病歴を知らない人は、この機会に確かめておきましょう。

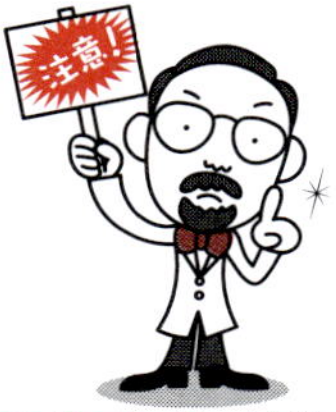

	両親ともに高血圧	両親のどちらかが高血圧	両親とも高血圧でない
子どもが高血圧になる確率	約50%	約30%	約15%

遺伝的要因がある人は、とくに早めのケアを

関わっているかがわかるでしょう。

ただし、遺伝的要因がある人は、「高血圧になりやすい」とは言えるので、10代や20代の若いうちから、**高血圧になりにくい生活習慣を身につけておく**ことが大切です。

最近は、過食や運動不足などを原因とする子どもの本態性高血圧も増えています。次の時代を担う若い世代に、病気になりにくい生活習慣を伝えるのも、大人の役目。自分の高血圧ケアに加え、子どもの生活習慣も見直し、早めに予防のためのサポートをするのも大切なことです。

年をとると血圧も上がる？性別はどう関係する？

血圧は年齢のバロメーターのようなもので、年をとるにつれ、血圧が上がってきます。これには動脈硬化が関係しており、血管が老化してコンクリートのように硬くなるため、血圧が上がりやすくなるのです。

なかでも心臓が血液を押し出すときの圧力が高くなるため、**収縮期血圧が上がります**。逆に**拡張期血圧は下がってくる**ので、上と下の血圧値の差が大きくなります。このような高血圧は「**(孤立性)収縮期高血圧**」と呼ばれ、とくに70歳以上の人によく見られます（診断基準は20ページ）。

さらに、高齢になると自律神経にも乱れが生じやすくなるため、血圧の変動が大きくなります。上と下の血圧の差が大きくなっているところに、大きな血圧変動が加わると、脳卒中や心筋梗塞《こうそく》の引き金になります。

それらの病気を未然に防ぎ、かつ、孫の顔を見たり、旅行に出かけたり、趣味を楽しんだりと、人生の総仕上げの時期を満喫するには、血圧コントロールがとても大切です。具体的な方法は50～59ページとPART2～5で紹介しているので、ぜひ、お役立てください。

男女別では、**男性のほうが早く高血圧になりやすく**、最近は30代や40代で発症する人が増えています。仕事のストレス、過食や偏食、運動不足などが関わっているので、生活環境要因（33ページ）をできるだけなくし、早いうちから予防・改善に取り組むのがいちばんです。

女性は、女性ホルモンに血圧調整機能があるため、更年期前は男性ほどは血圧が上がりません。しかし、**閉経期前後を境に高血圧になる人が急増**し、65歳以上では性差がほぼなくなります。そのため、とくに更年期に入る50歳前くらいから、血圧ケアに注意することが大事です。

塩分は本当に血圧を上げるの？
——高血圧と食塩摂取量の関係

しょうゆ、みそ、漬けもの、佃煮《つくだに》、煮物など、日本の伝統的な調味料や料理には、食塩を多く含むものがいっぱい。そのため、**日本人の食塩摂取量は世界の国々と比べて多く**、成人男性で1日約11g、女性で約9gです（厚生労働省「国民健康・栄養調査」）。

欧米の食塩摂取量は1日6〜7g前後とされ、この差が、**日本に高血圧患者が多い原因の1つ**となっています。南米の原住民のなかには食塩をほとんどとらない種族がおり、その人たちには高血圧が見られず、加齢にともなう血圧上昇もきわめて少ない、という興味深い調査研究もあります。

では、塩分は体内でどう作用して血圧を上げるのでしょうか？

食塩をとりすぎると、血液中に食塩の主成分であるナトリウムが増えてきます。すると、血液の濃度を一定に保つために水分が増え、**体内を循環する血液量が増えます**。心臓は1回により多くの血液を押し出すことになり、血管壁にかかる圧力が増します。その結果、血圧が上がります。

さらに、血液中の余分なナトリウムは血管壁の細胞にも入り込み、**血管壁をむくませます**。血管壁の厚みが増すごとに、血圧も上がってしまいます。

このように食塩のとりすぎは血圧を上げるので、減塩は血圧コントロールの重要点になります。食塩感受性（食塩摂取によって血圧が上昇しやすい体質）の人はもちろん、**食塩非感受性の人にとっても減塩は大切**で、実行すると効果が見られます。また、食塩のとりすぎは心血管病（狭心症や心筋梗塞《こうそく》）のリスクを増すため、この点からも減塩は大切です。［→PART4］

塩分をとりすぎると、血圧がアガ～ル。危険だよ～

メタボの人は血圧も上がりやすい？
――メタボリックシンドロームと血圧の関係

メタボと聞いて、ドキッとしませんか？　メタボの診断ベースは、おなかぽっこりの内臓脂肪型肥満。２００８年から厚生労働省が、40～74歳の健康保険加入者を対象としたメタボ健診を行っているので、診断基準についてご存知の方も多いでしょう。そのなかには血圧も登場しています。

肥満していると血圧が上がりやすく、**日本の高血圧患者の過半数に肥満が見られます**。メタボは、当初は軽度の生活習慣病であっても、それを放置すると、ほかの病気を複合しながら動脈硬化が進む怖い疾患です。肥満と高血圧の両方があるということは、**メタボの危険度が高いというシグナル**。これにあてはまる人は、肥満解消もセルフケアの重要点になります。

［↓ＰＡＲＴ３］

PART 1

★メタボリックシンドロームの基準

メタボの基準の詳細は、学会と厚生労働省で少し異なります。高血圧については同じですが、高血圧単独の診断基準（P.20）に比べて、きびしくなっています。

◎日本内科学会等の診断基準

1 内臓脂肪の蓄積（腹囲）
男性85cm以上
女性90cm以上
※おへその高さの腹囲をはかります。

＋

2 血糖
空腹時血糖値110mg/dℓ以上

3 脂質
中性脂肪150mg/dℓ以上
または
HDLコレステロール40mg/dℓ未満

4 血圧
最大血圧130mmHg以上
または
最小血圧85mmHg以上

↓

1＋2〜4に2項目以上あてはまると
メタボリックシンドローム

◎厚生労働省のメタボ健診の判定基準

1 内臓脂肪の蓄積
A 腹囲　男性85cm以上
　　　　女性90cm以上
または　B　BMI 25以上

＋

2 血糖
空腹時血糖値100mg/dℓ以上
またはHbA1c5.6%以上*
または薬剤治療を受けている

3 脂質
中性脂肪150mg/dℓ以上
またはHDLコレステロール40mg/dℓ未満
または薬剤治療を受けている

4 血圧
最大血圧130mmHg以上
または最小血圧85mmHg以上
または薬剤治療を受けている

5 喫煙歴あり
（2〜4に1つ以上あてはまる場合にカウント）

↓

Aの場合 2〜5に2つ以上あてはまると積極的支援レベル、1つだと動機づけ支援レベル
Bの場合 2〜5に3つ以上あてはまると積極的支援レベル、1〜2つだと動機づけ支援レベル

*国際標準値（NGSP）

高血圧とほかの生活習慣病は関係があるの？
——とくに糖尿病との合併に注意！

高血圧は血管の病気なので、ほかの血管障害に関係する病気とも深く関わっています。このメカニズムを内臓脂肪の蓄積をベースに解明したのが、メタボリックシンドロームです（40・41、88・89ページ）。つまり、高血圧の人は、メタボのほかの診断基準に関わる病気である、**糖尿病や脂質異常症**（高ＬＤＬコレステロール血症など）**を合併しやすくなります**。別の病気を合併すると、負の相乗効果が高まり、症状がどんどん悪化するのが怖いところです。

なかでも注意が必要なのは、糖尿病です。高血圧の人は、正常血圧の人に比べて、**糖尿病になる確率が２～３倍高い**と見られています。また、日本の糖尿病患者のうち約半数が、高血圧であるとされます。

糖尿病は、体内のブドウ糖をエネルギーに換える役目をするインスリンというホルモンの分泌量が少なくなったり、働きが悪くなったりして起こる病気ですが、このインスリンの効き目の低下（インスリン抵抗性）が血圧調整にも悪影響を及ぼし、血圧が上がると考えられています（86〜89ページ）。

高血圧と糖尿病を合併すると動脈硬化が早まり、脳卒中や心筋梗塞《こうそく》で死亡する確率が、どちらの病気もない人に比べて6〜7倍になります。また、糖尿病が進行すると、**腎臓病、失明、神経障害による足の切断**などの合併症が起こりやすく、その点からも、血糖値のケアが重要です。

加えて、メタボのメカニズムから、高血圧があると**脂質異常症にもなりやすく**、この合併も動脈硬化を進ませます。さらに、高血圧が進んで腎機能が低下してくると、尿酸の排泄がスムーズに進まず、**高尿酸血症・痛風も誘発**します。

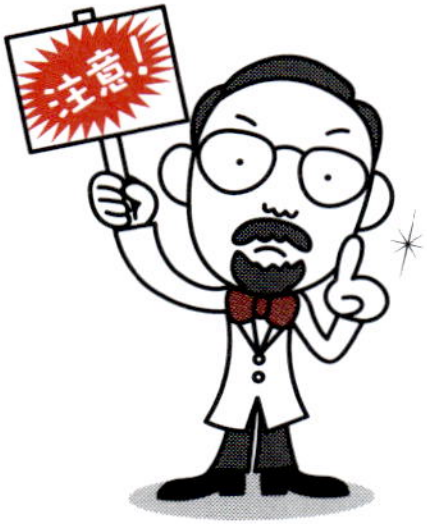

糖尿病との合併には、
とくに注意を

自覚症状がないからこそ危ない！

――症状は合併症のシグナル

これまでの話で、高血圧の放置がいかに怖いかがわかってきましたか？　しかし、約4300万人と推定される日本の高血圧患者のうち、**治療を受けている人は5分の1以下**と見られています。とくに30代・40代の比較的若い世代に放置している人が多く、8～9割が未治療のままと推定されています。

それは、なぜか？　ズバリ、自覚症状がないからでしょう。

人は痛みを感じると、すぐに直したいと思うものですが、高血圧には、これといった**自覚症状がありません**。そのため、高血圧であることに気づかない人や、知っていても放置する人が多いのです。

高血圧にともなう症状としては、左ページのものがよく知られています。し

★高血圧の進行と合併症のシグナル

頭痛

ひどい痛みは、血圧の急上昇を示す場合も

動《どう》悸《き》・息ぎれ

狭心症や心筋梗塞の発作の前触れ、または心不全の場合も

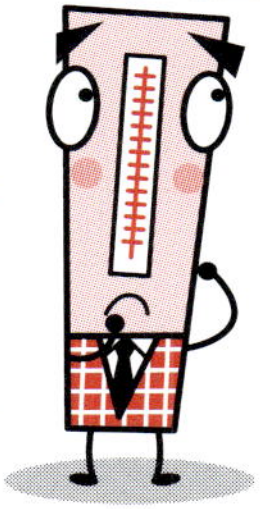

肩こり

動脈硬化の進行による血行不順が関係することも

めまい

脳動脈の硬化を示す場合も

むくみ

腎機能の低下や心不全のことも

こういう症状があると、高血圧がかなり進行しているかも…。早く治療を！

かし、これらは高血圧の症状ではなく、合併症にともなう症状である場合が多く、**高血圧の進行と合併症発症を示しています**。

このように、症状から高血圧を発見し、その程度を知ることは難しく、定期的な血圧測定がいちばんの指針です。また、高血圧を発見しても放置していては、合併症が起こり、動脈硬化も進行します（46～49ページ）。動脈硬化の進行のあとに待っているのは、怖い脳卒中や心筋梗塞《こうそく》。手遅れにならないうちに、**早めにケアを開始する**ことが大事です。

高血圧をほうっておくと進む、**動脈硬化**とは？

昨今、「**動脈硬化**」という言葉をよく耳にするようになっています。血管の老化であり、脳卒中や心筋梗塞《こうそく》につながることをご存知の方も多いでしょう。では、血管内ではどんな変化が起こっているのでしょう？

人の体はロボットではないので、生命活動のなかで老化していきます。体の中にある血管も同じで、血液を循環させるために絶えず圧力を受けることで**次第に弾力を失って硬くもろくなり、血管の内腔《ないくう》が狭くなってきます**。これが動脈硬化で、通常、10～20代で始まります。健康であれば、硬化がゆっくり進むため、とくに問題にはなりません。しかし、高血圧のような血管の病気があると、急速に進行し、重大な病気を引き起こします（48・49ページ）。

★高血圧によって進む動脈硬化

動脈硬化は、アテローム硬化（粥状《じゅくじょう》硬化）、大動脈硬化、細動脈硬化の３つに大別され、どれにも高血圧が関わっています。

◎アテローム硬化（粥状硬化）

動脈硬化のほとんどを占めるタイプ。高血圧によって血管の内皮細胞（内膜）が傷つき、そこからLDLコレステロールが入り込んでたまっていき、粥状の塊《かたまり》を作り、血管内腔が狭くなります。脳動脈、心臓の冠動脈《かんどうみゃく》などによく起こります。

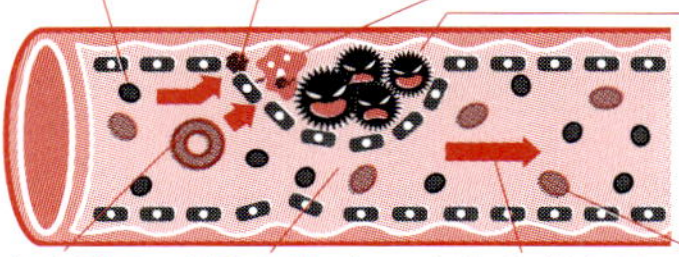
LDLコレステロール
高血圧によって内皮細胞が傷つくと、そこからLDLコレステロールが入り込む
免疫細胞マクロファージが、血管内壁のLDLコレステロールを食べて処理しようとする
満腹になりすぎたマクロファージは泡状の細胞に変わり、血管内壁に粥状の塊になってたまる。これがアテローム
白血球の単球
血管内腔が狭くなる
血流はだんだん弱くなる
赤血球

※動脈硬化にはコレステロールが深く関係しているため、脂質異常症のひとつである高LDLコレステロール血症の予防・改善も重要です。

◎大動脈硬化

血管壁が硬くもろくなって圧力に耐えられなくなり、瘤状《こぶじょう》のふくらみができたり（大動脈瘤《だいどうみゃくりゅう》）、血管壁が裂けたり（大動《だいどう》脈解離《みゃくかいり》）します。胸部や腹部の大動脈で起こります。

◎細動脈硬化

全身の細動脈（直径0.5mm以下の血管）の壁が厚くなって血管内腔が狭くなり、また、血管壁が破れて、循環障害が生じます。

動脈硬化が進むと、死につながる病気に…

――高血圧の怖い合併症

血管の老化である動脈硬化が進むと、どうなるのでしょうか?

動脈硬化によって狭くなった血管内腔《ないくう》では、血液が流れにくくなります。一方、高血圧によって傷ついた血管壁では、内膜の損傷によって血栓(血の塊《かたまり》)ができやすくなります。狭くなった内腔に血栓がつまると、そこで**血流が途絶え、その先の組織に酸素と栄養を供給できなくなり、細胞が壊死《えし》**してしまいます。これが、脳で起こると脳梗塞《こうそく》になり、心臓で起こると狭心症や心筋梗塞を引き起こします。また、血栓がつまらずに、高血圧の強い圧力に耐えきれずに**血管が破れると、周辺組織に大出血**が起こり、脳出血、大動脈瘤《だいどうみゃくりゅう》破裂《はれつ》などが引き起こされます。いずれも、死につながる怖い病気です。

★高血圧から起こる重大な合併症

高血圧の合併症は、おもに動脈硬化の進行に関係しています。

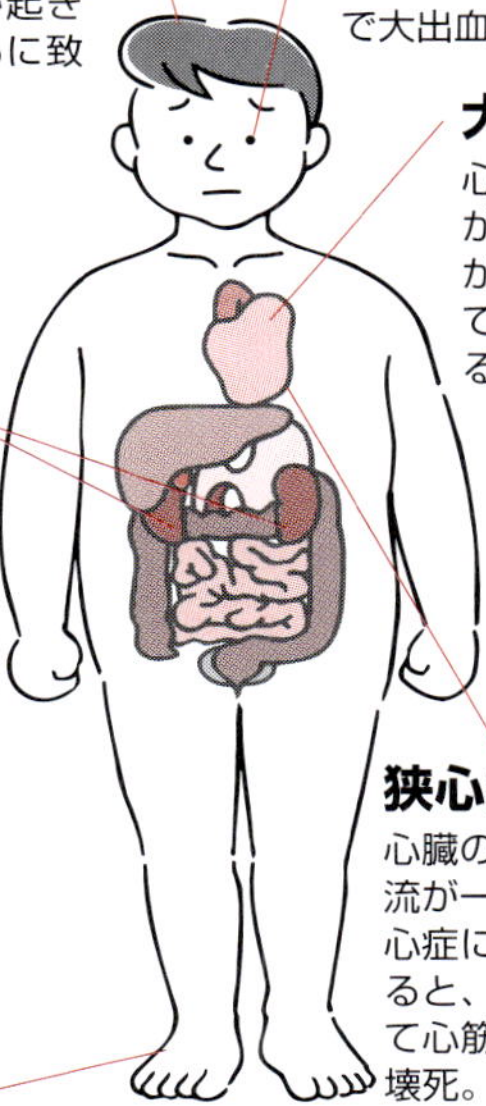

脳卒中（脳梗塞・脳出血）

脳動脈に血栓がつまると脳梗塞が起き、脳細胞が壊死。脳動脈が破れると、大出血が起きて脳出血に。ともに致死率が高い。

高血圧性網膜《もうまく》症・眼底出血

網膜動脈の硬化により視力障害が生じ、進行すると、眼底で大出血が起き、失明に。

大動脈瘤破裂

心臓左心室近くの動脈が硬化してコブ状の塊ができ、それが破裂して体内で大出血が起こる。致死率が高い。

腎硬化症・腎不全

腎細動脈の硬化により腎機能が低下する腎硬化症に。進行すると腎不全になり、血液透析の必要が。

狭心症・心筋梗塞

心臓の動脈が狭くなり、血流が一時的に途絶えると狭心症に。動脈に血栓がつまると、血流が完全に途絶えて心筋梗塞が起き、心筋が壊死。致死率が高い。

閉塞性動脈硬化症

動脈硬化の進行で足への血流が鈍り、歩行障害をきたす「間歇性跛行《かんけつせいはこう》」が起こる。悪化すると、足の壊疽《えそ》に。

心肥大・心不全

強い力で血液を押し出すうちに、心臓が肥大して心肥大に。進行すると、心機能が低下する心不全に。

血圧をぐんぐん下げて、元気で長生きしよう！

——高血圧の治療法

合併症の話からわかるように、高血圧の放置は〝死の階段〟を早足で上がっているようなものです。この世に生まれてきたからには、元気で長生きし、毎日を楽しく過ごすのがいちばん。早く治療を開始しましょう。

高血圧の治療では、**自分で行うセルフケアが最も重要**で、薬物療法はどちらかというとサポート的な役割となります（52・53ページ）。セルフケアでは、**食生活の見直しや運動の習慣化などの生活習慣の改善が中心**となり、健康を守りやすいレベルまで血圧を下げるのが、具体的な目標です（53ページ）。ただし、血圧値に一喜一憂していては、それ自体がストレスになるので、数値に固執するのもよくありません。血圧ケアの目的は、元気で長生きすることで、血圧を下げるのは、その手段なのです。

昨今、「血圧は下げすぎもよくない」という説も聞かれますが、これはまったくの誤りです。血圧が低くて死亡した人のデータは、先に心臓病やガンを発症しており、その結果として血圧が下がっている症例がほとんどです。最先端の数々の研究から、「血圧が低いほうが健康で長生きする」ことは確実に証明されています。別の病気がなければ、**血圧が低いことは血管の若さの証**であり、上が120mmHg以下、下が80mmHg以下が理想的です。

ちなみに、寿命は心拍数との関係が深く、**心拍数が遅い**（60～80拍／分）**ほど長生き**できます。血圧を上げる要因である肥満、運動不足は、心拍数を早くします。この意味からも、血圧のセルフケアは、長生きにつながるのです。

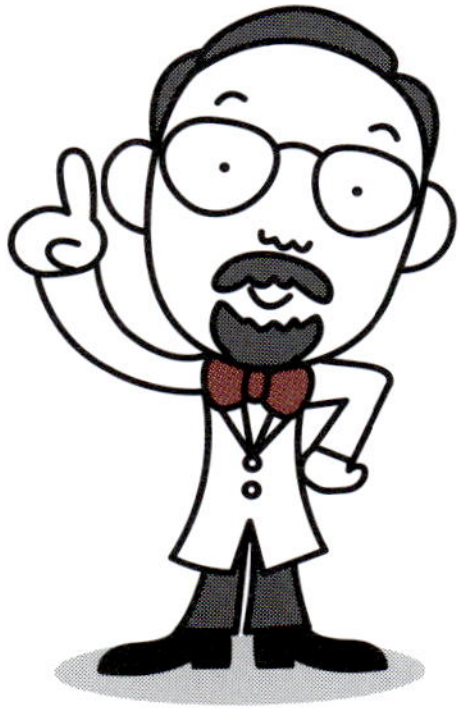

血圧ケアの新常識は「やっぱり血圧は低いほうがいい！」

高血圧の人は、みんな薬を飲むものなの？

——薬物療法を始めるタイミング

高血圧の治療＝服薬と思っている人も多いようです。しかし、高血圧と診断されても、すぐに薬物療法が必要になるとは限りません。降圧薬を飲み始めるかどうかは、**心血管病（狭心症や心筋梗塞《こうそく》など）のリスクによって**決まってきます。低・中等リスクでは、まず、減塩、減量、運動などの生活習慣の改善を行い、それでも血圧が下がらない場合は、薬物療法を検討します。

また、薬を飲み始めると、それで安心して、生活習慣の改善に無頓着になる人もいますが、それでは血圧コントロールはうまく進みません。リスクの程度に関わらず、**血圧を上げない生活術に、あせらず、心配しすぎず、楽しくつき合っていくこと**が、元気で長寿をまっとうするベースになります。

★血圧をベースにした心血管リスクの分類

血圧分類 ／ 血圧以外のリスク要因	Ⅰ度高血圧 140-159/ 90-99mmHg	Ⅱ度高血圧 160-179/ 100-109mmHg	Ⅲ度高血圧 ≧180/ ≧110mmHg
危険因子なし	低リスク	中等リスク	高リスク
糖尿病以外の1～2個の危険因子、メタボリックシンドロームあり	中等リスク	高リスク	高リスク
糖尿病、慢性腎臓病、臓器障害／心血管病、3個以上の危険因子のいずれかがある	高リスク	高リスク	高リスク

［心血管病の危険因子］ 高血圧、喫煙、糖尿病、脂質異常症（高コレステロール血症、低 HDL コレステロール血症など）、肥満（とくに内臓脂肪型肥満）、尿中微量アルブミン、高齢（65 歳以上）、若年発症の心血管病の家族歴

資料：日本高血圧学会「高血圧治療ガイドライン 2014」

★薬物療法を始めるタイミング

低リスクの人
生活習慣の改善
↓
3か月後も
140/90mmHg以上
なら降圧薬治療
↓

中等リスクの人
生活習慣の改善
↓
1か月後も
140/90mmHg以上
なら降圧薬治療
↓

生活習慣の改善も
続ける

高リスクの人
すぐに降圧薬治療
＋生活習慣の改善
↓

降圧目標
140/90mmHg未満
※糖尿病や腎臓病を合併している人は、130/80mmHg未満が目標値。

降圧薬にはどんな種類があるの？ 特徴は？

日常のケアに使う降圧薬は、**長期的に効果が出ることを目標**としています。血圧を急に下げると、血管に負担がかかり、逆に心血管病のリスクが高まるからです。そのため、通常、作用がおだやかな薬から始め、降圧目標値に近づけます。薬の効果や副作用の有無を確認するため、最初は1〜2週間に1回は**通院での血圧測定と診察を受け**、その後は2〜4週間に1回、さらに1〜3か月に1回くらいの通院ペースでよくなります。

薬の種類と量は、年齢やライフスタイル、高血圧の程度、合併症やほかの病気の有無などによって決められます。服薬開始後2〜3か月しても効果が出にくい場合は、薬の量や種類を替える処置がとられます。

★おもな降圧薬とその特徴

年齢や症状によって、１種類だけを服用する場合もあれば、２～３種類を組み合わせる場合もあります。

薬の種類	作用・特徴	副作用
カルシウム拮抗薬	日本で最も多く使われている降圧薬。血管の収縮を抑え、血圧を下げる。	きわめて少ないが、服用初期に、顔の紅潮、ほてり、頭痛、めまいなど。
ARB（アンジオテンシンⅡ受容体拮抗薬）	血圧を上げるホルモン、アンジオテンシンⅡの作用を阻害し、血圧を下げる。	きわめて少ないが、めまい、動悸など。妊婦、高カリウム血症患者へは使用禁忌。
ACE阻害薬（アンジオテンシン変換酵素阻害薬）	血圧を上げるホルモン、アンジオテンシンⅡの産生を減少させ、血圧を下げる。	きわめて少ないが、空ぜきが出ることがある。妊婦、高カリウム血症の人には使用禁忌。
利尿薬	過剰な塩分や水分を尿として排出し、循環血液量を減らして血圧を下げる。少量を別の薬と併用するのが一般的。	多量に使うと副作用が出やすい。脱水、低カリウム血症、尿酸・糖・脂質代謝異常など。
β《ベータ》遮断薬	交感神経の刺激を心筋に伝えるβ受容体に作用し、心拍出量を減らし、血圧を下げる。	徐脈《じょみゃく》、だるさ、糖・脂質代謝異常、運動能力低下、末梢の循環障害など。
α《アルファ》遮断薬	末梢《まっしょう》血管を収縮させるα受容体の作用を遮断し、血管を拡張させて血圧を下げる。	使用初期に血圧が下がり、動悸がする場合がある。立ちくらみ、めまいが出る場合もあるので注意。
選択的アルドステロン拮抗薬	血圧上昇や臓器障害に関わるホルモン、アルドステロンの働きを抑え、血圧を下げて臓器を保護する。	きわめて少ないが、使用初期にめまい、立ちくらみなど。また、高カリウム血症、腎不全などの人には禁忌。

降圧薬を飲むときは何に注意する？

降圧薬は、処方時の用法用量を守って飲むのが基本です。そうしないと、効果が出にくいばかりか、かえって体に悪いこともあります。ただし、症状の変化によって、最適な用法用量も変わってきます。たとえば、朝1回服用の薬であっても、24時間の安定した血圧コントロールのためには、1日2回など分割服用のほうがよい場合もあります。より適切な服用法は、**家庭血圧の測定結果などから判断できるので、記録をもとに医師に相談する**といいです。不快症状や体の変調があれば、それも具体的に医師に伝えましょう。

また、降圧薬は、ほかの薬との飲み合わせで効果が変わりやすいので、別に飲んでいる薬があれば、医師や薬剤師に必ず伝えましょう。**処方薬、市販薬と**

★注意！ 降圧薬の効果を変える市販薬・食品

胃腸薬に含まれるシメチジン（H_2ブロッカーの一種）	＋	カルシウム拮抗薬、β（ベータ）遮断薬	→	血圧が下がりすぎる
非ステロイド性の抗炎症薬（解熱鎮痛薬や風邪薬に含まれる）	＋	ACE阻害薬、利尿薬、β遮断薬	→	降圧効果が減る
グレープフルーツ（ジュース）	＋	カルシウム拮抗薬	→	血圧が下がりすぎる

※ほかの市販薬を飲むときも、事前に医師や薬剤師に相談しましょう。

もに注意が必要です。調剤薬局などで入手できる「おくすり手帳」に、飲んでいる薬をすべて記録しておき、薬の飲み合わせについても、医師や薬剤師にチェックしてもらうと安心です。

　薬を飲み忘れたときは、気づいたときにすぐ飲みます。2回分を一緒に飲むと血圧が下がりすぎるので、絶対にやめてください。服用間隔は1日1回服用の薬は12時間以上、複数回服用の薬は3時間以上は開けます。また、血圧が下がったからといって、自己判断で勝手に量を減らしたり、飲むのをやめたりすると、血圧の急上昇などが起こり、とても危険です。**薬の調整については、事前に必ず医師に相談しましょう。**

高血圧が治ったら、薬はやめられる?!
——血圧との上手なつき合い方

「高血圧の薬は一生飲み続けるもの」とよく言われますが、血圧が安定して下がり、合併症のリスクもないときは薬をやめることができます。ただし、薬を勝手にやめるのは危険なので、絶対に避けてください。**医師と相談のうえ、その指示に従って薬を調整**しながら、うまくゼロにしていきます。

年齢としては、50代半ばくらいまでなら、服薬を中止できる可能性がありま す。とくに30代と40代が「勝負の年代」で、この時期の生活習慣やセルフケアがいいか悪いかで、50代以降の健康度がかなり変わってきます。

血圧のセルフケアに関して、とかく言われるのが、日本高血圧学会が推奨する食塩摂取目標値「1日6g未満」の難しさです。この数値は、一見達成不可能なようにも思えますが、70歳以上で健康な人のなかには、目標値前後を習慣にできている人がたくさんいます。**減塩は、まず最初の決意が大事です。**また、個人が努力しても、社会的サポートがないと、達成と継続が難しい側面も出てきます。昨今の社会的な禁煙の動きのように、将来は減塩についても、社会的な取り組みが望まれるところです。それにはまず、個人の減塩意識が大切なので、そこから始めてみましょう。

薬を飲まなくなったり、血圧が安定して下がったあとも、**家庭血圧の測定はずっと続けましょう。**血圧は、体温や体重のようなもので、毎日の暮らしのなかでケアしていくものです。

PART2～5で具体的なセルフケアの方法を紹介しています。あせらず、楽しく、気軽にできることから始め、続けていきましょう。

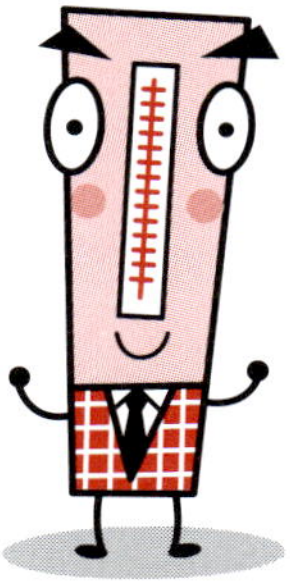

血圧のケアは、元気で長寿をまっとうするベースだよ！

危ない! これが血圧急上昇のサインだ!
——発作の前症状を知り、怖い病気を防ごう

高血圧の人は、血圧が急上昇する「高血圧緊急症」を起こすと、たいへん危険です。とくに180/120mmHg以上になると、脳卒中、心筋梗塞《こうそく》、腎機能障害などにつながることが多く、最悪の場合は、死にいたります。

血圧急上昇や発作のサインを知り、万一のときに適切に対処できるようにしましょう。

●血圧急上昇のサイン

ひどい頭痛　ひどい吐き気　意識障害
手足のけいれん　ものが見えにくい
急に言葉がもつれる　呼吸困難　激しい動悸《どうき》
胸の激しい痛み（胸から背中や腰への拡散痛）　など

※ただし、脳卒中や心筋梗塞などは、何の前触れもなく、本発作が始まる場合もあります。その予防のためにも、日頃から、血圧コントロールを行うことが大事です。

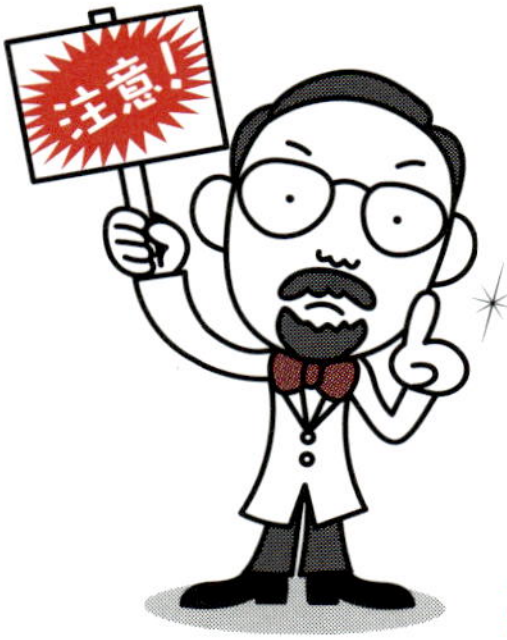

上記のような症状があれば、病院での早い処置が必要です！

PART 2

自分で下げる！ 生活習慣のコツ

生活習慣のコツで血圧は下がる!

久しぶりの同窓会で、高校時代の同級生に会ったとき、その激変ぶりに驚くことがあります。かつては皆、同じような体型だったのに、20年、30年経つと、でっぷりと肥えて以前の面影がない人もいれば、スリムで若々しい印象の人もいます。この差はまさしく、生活習慣から来ています。

血管の老化に深く関わる高血圧も、体型や外見の変化と同じです。**よくない生活習慣を長年放置**していると、慢性的に**血圧が高くなり**、**動脈硬化が進みます**。これは逆に考えると、生活習慣を改善すると、血圧をコントロールでき、怖い動脈硬化を予防できるということ。生活習慣の上手なコツを知って実行すれば、**血圧は自分の力で下げられる**のです!

★血圧を下げる生活習慣のコツ

●血圧と体重を毎日はかる
家庭血圧をはかり、記録することは血圧コントロールの大切なベースです。肥満度を把握するため、体重の増減も記録しましょう。

[→P.187〜191、PART3]

●食生活の改善・運動の習慣化・肥満解消
血圧を下げる３大柱です。
[→PART３・４・５]

●ストレスを上手に解消しよう
[→P.64〜67]

●禁煙を実行しよう
[→P.68・69]

●お酒はひかえめに、休肝日は多めに
[→P.70・71]

●睡眠不足の毎日を繰り返さない
[→P.72・73]

●デトックスで体内の“毒”を出す
[→P.74・75]

●季節に応じた注意も大切！
[→P.76・77]

●日常生活の動作＆習慣にも気をつけよう
[→P.78〜83]

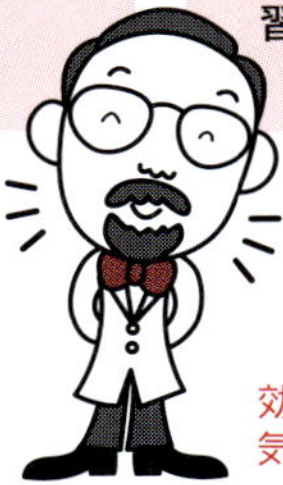

効果が出るのをあせらず、気長に続けることが大切!

ストレスを軽くすると、血圧も下がる?!

夫婦仲が悪いと、血圧が上がりやすいという調査報告があるのをご存知ですか? また、1週間のうち、脳卒中や心筋梗塞《こうそく》の発作がいちばん発生しやすいのは、週明けの月曜日です。これらのデータは、ストレスと血圧の深い関係を物語っています。血圧値が正常な人でも、**イライラしているときは20~30㎜Hgほど、仕事中は10㎜Hgほど上がる**(職場高血圧)とされます。

ストレスは誰にもあるものですが、それが慢性的で強いものになると、血圧コントロールに悪い影響が出ます(左ページの図)。

加えて、ストレスは、過食や偏食、お酒の飲みすぎにつながりやすく、肥満、塩分のとりすぎ、栄養バランスのくずれなど、血圧をさらに上げる原因を作っ

★ストレスが血圧を上げるメカニズム

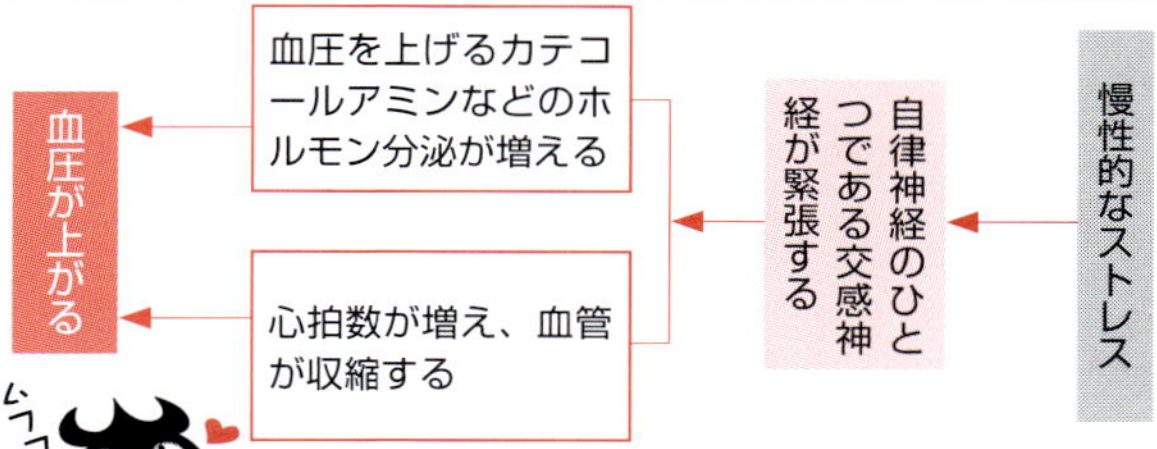
慢性的なストレス
自律神経のひとつである交感神経が緊張する
血圧を上げるカテコールアミンなどのホルモン分泌が増える
心拍数が増え、血管が収縮する
血圧が上がる

ムフ〜
ストレスだけでも、
血圧はアガ〜ル

てしまいます。それが進むと、メタボや他の生活習慣病の負の連鎖を生み、怖い動脈硬化を進行させます。

「飲まなきゃやってられない」という気持ちもわかりますが、ぐっとこらえて、ストレスを上手に解消するコツを身につけましょう。現代社会ではストレスから逃れることは難しいですが、ため込まずに**小出しに発散していると、心と体に蓄積する疲れから解放されます**。

66・67ページでストレス解消法を紹介しているので、ぜひ試してみましょう。疲れた体で日々の仕事をこなすサイクルから一歩抜け出すと、人生の新たな楽しみも見えてくるものです。

ストレス解消法を見つけ、タフな心と体を作ろう

ストレスをため込みやすい人の**性格や行動には、共通点があると**言われます。それは、ひとりで問題を解決しようとする、固定の価値観にとらわれやすい、趣味がない、仕事以外での会話が少ない、体を動かす機会が少ない、生活時間が不規則など。どうですか？　毎日を忙しく過ごしている人なら、1つや2つはあてはまりそうですね。

日々のストレスに負けない心と体を作るのに大切なポイントは、これらの逆のことです（左ページ）。加えて、〝笑う〟機会も増やしましょう。笑いと代謝の関係については国内外でさまざまな調査があり、**笑いが交感神経の緊張をやわらげ、代謝を促進**することが指摘されています。

★ストレス解消のコツ

◎心を開いて話せる家族・友人を持つ

ひとりでストレスを抱え込まないために、何でも話せる人を作りましょう。話を聞いてもらうだけでも、らくになります。「そういう人はいない」という人は、自分から歩み寄ってみると、大人になってからも親友は作れるものです。

◎“人生を楽しむ”発想を大切に

仕事や昇進、結婚、子どものことなど、社会の固定の価値観にとらわれずに生きる勇気を持ちましょう。人と自分を比較しなくなると、肩の荷がおります。自分らしく、人生を楽しむのが何よりです。

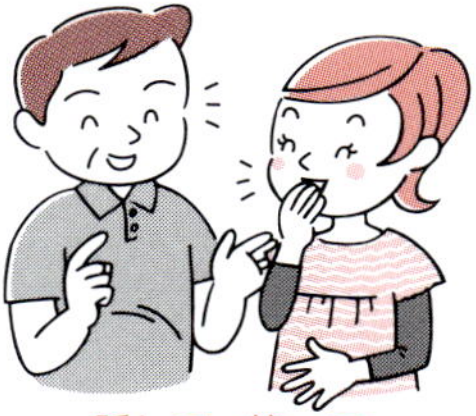

話して、笑って、楽しい人生を！

◎趣味を持つ＆会話を楽しむ

好きなことに打ち込む趣味の時間は、ストレス解消にもなり、人生を豊かに彩ってくれます。

◎体を動かす機会を増やそう

疲れたからとゴロゴロするのは、疲労が蓄積する原因に。散歩などで体を動かすと、疲労やストレスを発散できます。近場の温泉への週末プチ旅行もおすすめ。仕事中は、深呼吸、ストレッチ、ツボ刺激でひと息入れましょう（PART5）。

◎生活リズムをととのえよう

不規則な食事や睡眠不足が続くと、人の体は悲鳴をあげ、大きなストレスに。忙しくても無理はつつしみ、１日３食と睡眠のリズムをできるだけととのえましょう。

たばこは健康の敵! 早めにさようならを

職場でも公共の場でも、たばこを吸える場所が少なくなり、喫煙者の肩身は年々狭くなっています。この機会に、きっぱりやめてしまいましょう!

「たばこは百害あって一利なし」と言われますが、まさにそのとおり。

血圧に関しては、たばこを1本吸うと**上下の血圧が10〜20㎜Hgほど上昇**し、その状態が15分以上持続するとされます。この血圧変動は、体に入ったニコチンが昇圧ホルモンの分泌を促して血管が収縮することや、一酸化炭素が血液中の酸素量を減らして血液量が増えることで起こります。

さらに、ニコチンや一酸化炭素は**血液中の悪玉LDLコレステロールの酸化を促し、動脈硬化を進行**させます(46〜49ページ)。アメリカの大規模な疫学研究

★禁煙を成功させるコツ

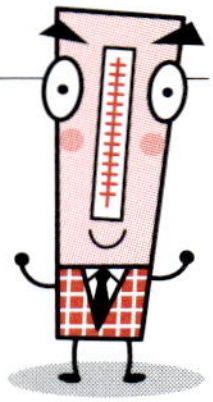

病気予防のため、ぜひ、禁煙を！

- 決意後10日以内に実行すると、成功率が高い。ただし、多忙な時期は避ける。
- 灰皿、ライター、たばこは思い切って処分する。
- 周囲の人に「禁煙」を宣言する。
- 駅や職場の喫煙コーナーには近づかない。
- イライラなどの禁断症状が出たら、深呼吸、散歩などでのり切る。趣味に没頭するのもいい。
- 禁煙達成直後は、食事量が増えやすいので、体重が増えないよう意識してのり切る。

であるフラミンガム調査では、喫煙習慣がある人は、ない人と比べて、狭心症や心筋梗塞《こうそく》になるリスクが2～3倍高く、死亡率は5～10倍にはねあがります。また、たばこのタールには40種類以上の**発ガン物質が含まれており、**とくに肺ガン、喉頭《こうとう》ガンなどの発症要因です。

どうですか？ たばこをやめたくなったでしょう。**喫煙の害は副流煙を吸い込む周囲の人にも及ぶ**ので、そのことからも禁煙がいちばんです。

まずは、実行する意志が必要ですが、最近は禁煙の治療法が進化し、保険も適用されるので、禁煙外来の受診もひとつの手です。

危険！ こんなお酒の飲み方が死を近づける

日本で消費されるお酒の量は、戦後、ずっと右肩上がりで上昇を続けているそうです。かつては、毎日のようにお酒を飲む習慣を持つ人は現在ほど多くなく、祝い事など特別な日に飲むだけのほうが一般的でした。飲酒量の増加は、食生活の変化に加え、ストレスの多さも原因でしょうか？

「お酒は適量であれば、動脈硬化を防ぐ」などの研究もありますが、気分をよくさせ、気を大きくさせるお酒は、**飲み出すと量を超えがち**です。

アルコールはエタノール1gにつき7kcalと高カロリーのため、飲みすぎは肥満につながります。加えて、お酒のつまみには鶏の唐揚げなど高カロリー・高塩分の料理が多く、**肥満、高血圧、糖尿病、脂質異常症、メタボ**などを招きや

★お酒の危険な飲み方

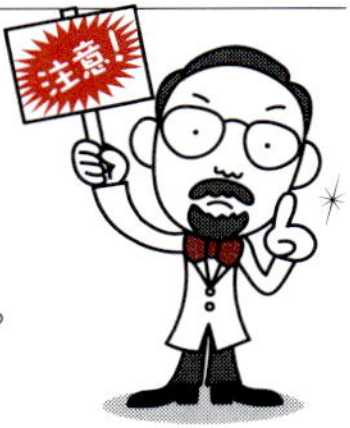

こういう飲み方は命を縮めます！

- 食事をとらずに、お酒だけを飲み続ける。
- お酒と一緒に、塩分や脂肪分の多いつまみを満腹になるまで食べる。
- 毎日のように宴会や飲み会を続けている。
- ゴルフなど屋外でのスポーツ前や途中に、ビールなどのお酒を飲む。

※ゴルフのプレー前や途中にお酒を飲むと、お酒の利尿作用で脱水状態になりやすく、熱中症の危険が増します。高血圧の人は血圧が急上昇し、脳卒中や心筋梗塞などが起こりやすくなります。また、二日酔いで睡眠不足のままプレーするのも、危険です。これらは絶対にやめ、プレー前と途中の水分補給は水そのもので行ってください(P.74・75)。

すくなります。

飲みすぎで起こる怖い病気は、脳卒中と心筋梗塞《こうそく》です。酒量が多くなるほど血圧は上がり、日本酒換算で1日3合以上飲む人は、**脳出血や脳梗塞の発症率がはねあがります。**最悪の場合は突然死にいたり、命をとりとめても、言語障害や体の麻痺《まひ》などの後遺症が残る場合が多いです。

とくに危険なお酒の飲み方は上記のもの。心あたりがある人は、こういう飲み方をやめ、お酒を楽しむ場合も、適量を守りましょう（126・127ページ）。

すっきり快眠で血管の老化を予防する

高血圧をはじめとする生活習慣病になる人には、睡眠不足の人が多いという調査報告があります。あなたは、いかがですか？

1日の睡眠時間が5～6時間の人は、7～8時間の人に比べ、高血圧の発症率が2倍になるとされます。昼間の活動中は血圧が上がり、血管への負担も多めですが、夜になると血圧が下がり、就寝中に昼間受けた血管の損傷が修復されます。**睡眠不足の日々が続くと、血管の損傷がとれず、血圧が下がりにくくなり**、血管の老化である動脈硬化が進んでしまいます。

睡眠不足は、肥満、メタボ、糖尿病の原因ともされるので、それらを予防・改善する意味からも、毎日よく眠るのがいちばんです。仕事が忙しい人も、少

★快眠のコツ

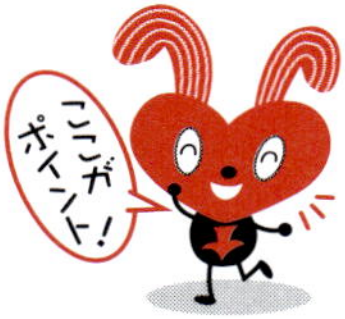

- 1日7～8時間の睡眠が理想的。10時間以上など、寝すぎもよくない。
- 眠る1時間前はパソコン、テレビは消し、照明を落として、ゆっくりくつろぐ。
- 眠る1～2時間前に、38～40℃のぬるめの湯ぶねにゆっくりつかる。
- 眠る前にストレッチなどの軽い運動を行う。
- 毎朝、ほぼ同じ時間に起き、昼間はよく体を動かす。
- 睡眠時間がとりにくいときは、昼間15分ほど横になるのもいい。血管の収縮が緩和され、血管のケアにつながる。

し価値観を変えて無理はやめ、快眠時間を楽しみましょう！

いびきがうるさい、昼間とても眠い、などの症状がある人は、**睡眠時無呼吸症候群**《すいみんじむこきゅうしょうこうぐん》が疑われます。とくに肥満している人に見られ、寝ているときに舌や軟口蓋《なんこうがい》が気道をふさぐため、大きないびきと短い呼吸停止が繰り返されます。睡眠時無呼吸症候群の人は高血圧を発症していることが多く、さらに動脈硬化が進んでいると、呼吸停止時に発作が起き、**最悪の場合**、**突然死**につながります。

心あたりがある人は、早めに睡眠外来や呼吸器科を受診し、専門医に相談してください。

水分補給とデトックスで血圧はもっと下がる

私たちは「喉《のど》が渇いたな」と思うと水を飲みますが、喉の渇きをおぼえたときは、もう脱水症状が進んでいる状態です。

人の体の約70％は水分で、それを汗・尿・呼吸などで絶えず排出しているので、体の機能を維持するためには**十分な水分補給が必要**です。体内の水分が不足すると血液の濃度が高まり、血圧が上がりやすくなります。血栓もできやすくなるため、最悪の場合は、脳卒中や心筋梗塞《こうそく》につながります。水分をまめに補給することが、血圧のケアと発作の予防には大切です。

排便・排尿をスムーズにし、**体内の有害物質や老廃物を体外に排出すること（＝デトックス）も、代謝を促し、**血圧をととのえるのに役立ちます。

★水分の上手な補給法

◎常温の水がいい

お茶やコーヒー、お酒には利尿作用があり、排尿すると、それらを飲む前以上に水分が不足します。水分補給に向くのは、水そのもの。冷やしすぎず、常温ぐらいが最適です。

◎1日1.5ℓを7～8回に分けて飲む

1日1.5ℓほど水を飲むと、新陳代謝が活発になり、血液も濃くなりすぎません。1回200mℓほどを噛《か》むように飲みます。とくに、運動と入浴前後はお忘れなく。また、高齢の人は喉《のど》の渇きを感じにくくなるので、こまめに水分補給を。

※腎臓病や心臓病がある人は、一定量以上の水分摂取が適さない場合があります。事前に必ず主治医に相談してください。

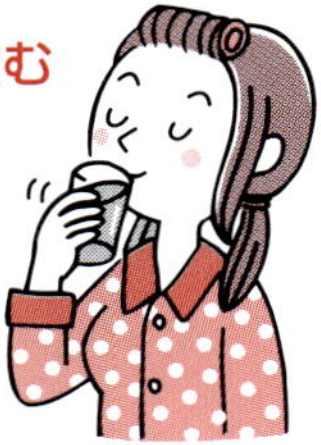

寝る前に飲む水は、血液濃度を緩和し、翌朝の発作予防にも

★デトックス（解毒）の実行法

◎便通をよくする

排便時のいきみは血圧を上昇させるため、便秘にならないケアも大切。野菜などで食物繊維を十分にとり、朝食抜きをやめ、軽めの運動を習慣化し、毎朝同じ時間帯にトイレに行くようにすると、自然に排便リズムがととのいます。

◎排尿の我慢は禁物

尿意を我慢したあとに排尿すると、血圧が急に変動するので注意。尿からは有害物質が一緒に出るので、上記のように水分補給を行うと、体内の毒素をスムーズに排出できます。

季節に応じた血圧ケアで怖い発作を防ぐ！

血圧は夏が低めで、冬は高めになるのをご存知ですか？　気温の変化によっても血圧は変動しており、なかでも**寒冷刺激が強く影響**します。

気温が低いと、体の生理機能が体温を保つよう働き、そのために血管が収縮し、血圧が急上昇しやすくなります。そのため、脳卒中や心筋梗塞《こうそく》の発作は冬の発生率が高く、とくに**寒い朝が要注意**です。

近年は**夏の発作も増えており**、発汗によって体内の水分が不足し、血液の濃度が増し、血栓もできやすくなるので注意が必要です。冷房の普及によって屋内と屋外の温度差が激しくなったことなども関係しています。

冬と夏の過ごし方のコツも知り、血圧を上手にコントロールしましょう。

PART 2

★冬と夏の過ごし方のコツ

冬

・寒い朝は、布団から出るだけでも血圧が上昇。暖房で部屋を暖めてから起きます。布団の中で2～3分ほど体を動かし、血行をよくしてから起きるのもいいです。

・暖房などで、家の中の温度差を少なくします。

・屋外に出るときは、体に直接冷気があたらないよう、重ね着などで暖かくし、マフラー、手袋、帽子なども着用します。

・冷たい水での洗顔、歯磨き、家事は避け、温水で行いましょう。

夏

・家では冷房の温度を26～28℃くらいの高めに設定し、体を冷やしすぎないよう気をつけます。

・公共の場など温度調節ができない屋内には、上着やショールなどを持参してはおり、体にかかる寒暖の差を少なくします。

・発汗による脱水を防ぐため、水分もまめに補給しましょう(P.74・75)。

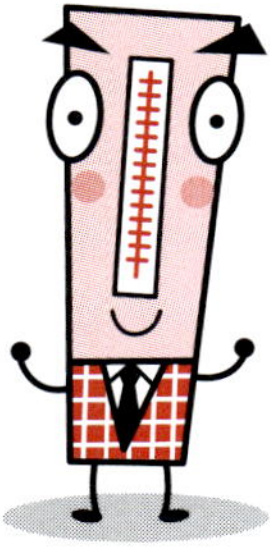

冬と夏の血圧コントロールはとくに大切！

※P.78～81でも具体的な対策法を紹介しています。

危険！ 日常生活で気をつけたい 動作&習慣

日常の危険な動作

血圧を急上昇させやすい動作は次のものです。おぼえて実行していると、だんだん習慣化され、血圧にやさしい動き方のコツが自然に身につきます。

●**低い姿勢から急に立ち上がる、頭を急に上げる**：とくに入浴時に注意。洗顔、掃除や洗濯物干しでも起こりやすい動作なので、気をつけましょう。高血圧の人は、動作はゆっくりとが基本です。

●**いきむ、りきむ**：排便時のいきみは血圧を上げます。便秘を予防し、防ぎましょう。重いものを無理に持つこと、強度の筋力トレーニングも避けます。

●**冷水を使う**：冬の洗顔、手洗い、歯磨き、炊事、掃除に冷水を使うと、それだけで血圧が上がります。温水を使いましょう。

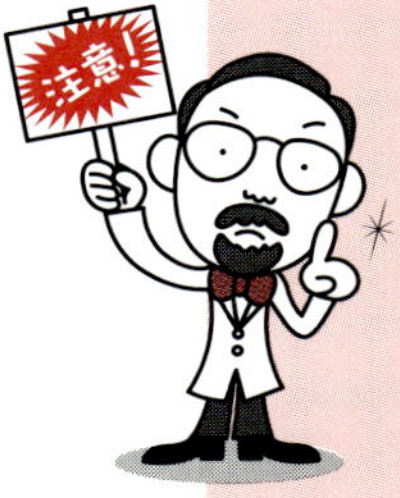

家の中の温度差

昔ながらの日本家屋や集合住宅は、家の中で気温差が生じやすくなります。高血圧の人は、安全に暮らすコツを知っておきましょう。

とくに注意が必要なのは、**体に寒冷刺激がかかる冬**です。暖かい部屋から寒い廊下、トイレ、洗面所、浴室に行くと、寒さのために血管が収縮し、血圧が上がります。暖房などで**各部屋の温度差をできるだけ少なくし**、寒い場所に行く際は、厚手のカーディガンなどをはおりましょう。裸になることで体に気温差がかかる脱衣所は、あらかじめ小型ヒーターなどで暖めておき、浴室も風呂蓋を開けておくなどで暖めます。

最近は、**夏の冷房による血圧変動も起こりやすい**です。冷房温度は高めに設定し、就寝時は体の冷えすぎを防ぐため、自動オフタイマーをつけます。もしくは冷房を切り、扇風機の首振り運転に切り換えましょう。

風呂・サウナ

浴室は、家の中でいちばん脳卒中や心筋梗塞《こうそく》の発作が起こりやすい場所です。とくに急激な温度差が危険を招くため、冬は脱衣所・浴室をあらかじめ暖めておきます（79ページ）。**湯の温度は38～40℃ほど**がよく、5～10分続けてつかると血管が拡張して血圧が下がります。逆に42℃以上になると、血管が収縮して血圧が上がるので注意してください。入浴法はみぞおちまでつかる半身浴がよく、心臓への負担が少なくてすみます。浴室での動作は血圧変動をもたらしやすいので、**ゆっくり動きましょう**。

入浴中の脱水予防のため、**入浴の前後にはコップ1杯の水**を飲みます。食事や飲酒直後の入浴は、血圧が急に変動しやすいので避けてください。

なお、**サウナと水風呂**に入ると、血管の拡張と収縮が大きな幅で繰り返されます。高血圧の人には**危険**ですので避けましょう。

トイレ

トイレも、浴室同様、発作のリスクが高い場所です。とくに注意が必要なのは**冬の寒いトイレ**で、暖かい部屋から寒いトイレに行くと、血圧が急上昇します。トイレに立つときは上着をはおり、便器には暖房便座をつけると安心です。難しい場合は、便座カバーをつけましょう。

しゃがむ姿勢で使う和式便器は、それだけでも血圧が上がり、排便時にいきむと、さらに血圧が上がるので危険です。高齢になると膝への負担も増すので、**洋式便器に変えましょう**。和式にかぶせるだけで洋式に早変わりする便器が市販されています。また、尿意を我慢すると血圧は上昇し、排尿後は血圧が急に下がるので注意してください。

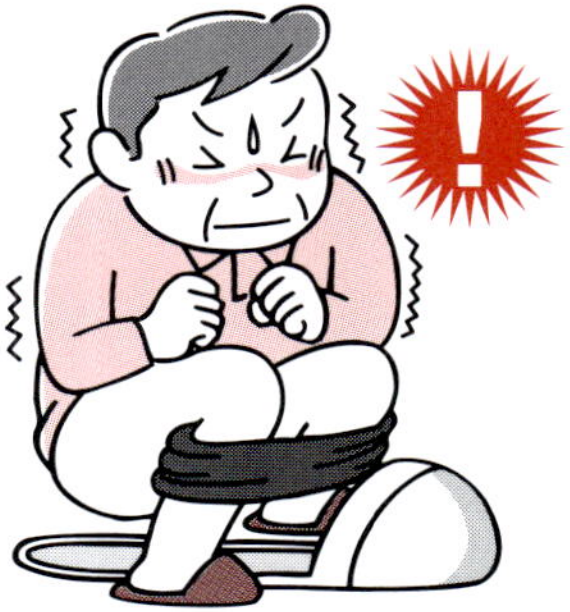

和式便器でのいきみは、とくに注意

競技・ギャンブル

興奮や怒り、競争心といった感情がメラメラと湧き上がると、**交感神経の働きが必要以上に高まり、血圧が急上昇**しやすくなります。

血圧コントロールにはよくないので、勝ち負けを争うスポーツや、競馬・競輪・競艇・パチンコ・マージャンなどのギャンブルやゲームをする機会が多い人は、意識して回数を減らしていきましょう。**負けたとき**はなおさらですが、**勝ったときにも血圧が上がる**ので注意してください。

加えて、仕事で人より優位に立とうと思って行動する競争心も血圧を上げます。出世競争もほどほどにするほうが、健康にはいいかもしれません。

興奮や怒りの感情が起こったときは、深呼吸をしたり、木々の緑を眺めたり、散歩をしたりして解消しましょう。人と競わないでマイペースで生きる人生も、またいいもの。そのほうが血管の健康も保ちやすいのです。

PART 2

性生活

日本ではまだ詳しい調査が行われていませんが、夫婦間のセックス時の血圧変動を測定した欧米の調査では、24～40歳の正常血圧の男性で収縮期血圧が40～50㎜Hgほど上がることが確認されています。

高血圧の人も同様に血圧が上昇しますが、収縮期血圧が180㎜Hg以上ある重症の高血圧や、狭心症・心筋梗塞《こうそく》・脳卒中の既往症がなければ、**パートナーとのセックスはあまり問題ありません**。ただし、多量の飲酒後や刺激が強い相手とのセックスでは、収縮期血圧が200㎜Hg以上に急上昇することがあり、最悪の場合は腹上死にいたります。

浮気など**刺激の強い性交渉をつつしむ**のが、健康にも、家庭円満のためにもいいでしょう。

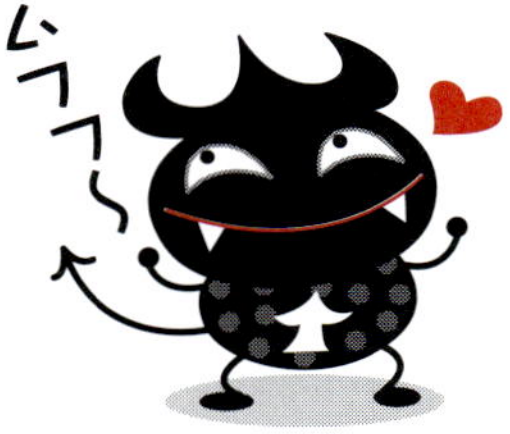

大人の火遊びは、こわいよ～

COLUMN

私の血圧コントロール法 1

43歳男性・会社員／3か月で血圧が

148/95mmHg→135/87mmHgに

30代後半から仕事のストレスが増え、居酒屋通いが習慣に。毎年の健診での検査値も上がり続け、41歳で高血圧と糖尿病の診断基準にひっかかりました。「放置はまずいかな」と思っていた矢先、高血圧で糖尿病の50代の上司が突然の発作で脳梗塞《こうそく》になり、後遺症が残る状態に。私もさすがに怖くなり、生活習慣の改善をスタート。

居酒屋などの外食を減らし、自宅で野菜が多い献立に。家で食事をすると、お酒の量も自然に減りました。「仕事も大事だが、人生はもっと大事だ」と思うことでストレスも軽くなり、血圧・血糖値ともに下がってきました！

62歳女性・主婦／6か月で血圧が

163/105mmHg→139/88mmHgに

ずっと専業主婦で、自治体の健診も受けないままだったのですが、2008年から特定健診が始まったのを機に受診。そこで高血圧が見つかりました。

高血圧は自覚症状がなくても怖い病気につながると聞き、減塩と運動のセルフケアを開始。それまでは家にいることが多かったのですが、気分転換も必要と思い、美術館や映画館に足を運ぶようにして、ストレスも解消。6か月で正常高値まで下げられ、今は、正常値を目標にがんばっています。

PART 3

やせると血圧は下がる！ メタボも改善！

肥満と高血圧の深～い関係

自分のＢＭＩ値（肥満度がわかる体格指数）を知っていますか？

ＢＭＩ値が**25以上の人は「肥満」**と判定され、「病気になりやすい状態」とされます。おなかがぽっこり出るにつれて血圧値が上がっている、と感じている人も多いでしょう。そう、肥満と高血圧には深い関係があるのです！

日本では、かつては食塩のとりすぎによる高血圧が多かったのですが、最近はそれに加えて、**肥満を原因とする高血圧が増えています**。肥満の原因となる体脂肪には内臓脂肪と皮下脂肪があり、とくに問題となるのは、おなか周りにつく**内臓脂肪**のほう。内臓脂肪の細胞からは、代謝に関わる物質が分泌されており、それが血圧を慢性的に上げるよう悪さをするのです。

★自分のBMI値を知ろう

◎国際基準の体格指数 BMI(ボディ・マス・インデックス)と
標準体重の計算式

BMI＝体重 kg ÷(身長 m × 身長 m)

標準体重＝(身長 m × 身長 m)×22.0

●日本肥満学会のBMI指数判定基準

BMI ＝ 22.0	標準体重
BMI ＜ 18.5	やせ
18.5 ≦ BMI ＜ 25.0	普通体重
BMI ≧ 25.0	肥満

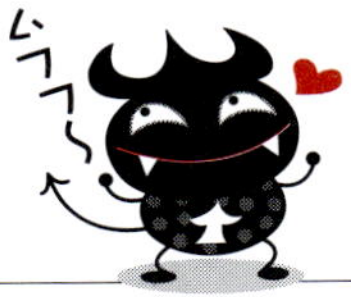

★内臓脂肪が血圧を上げるメカニズム

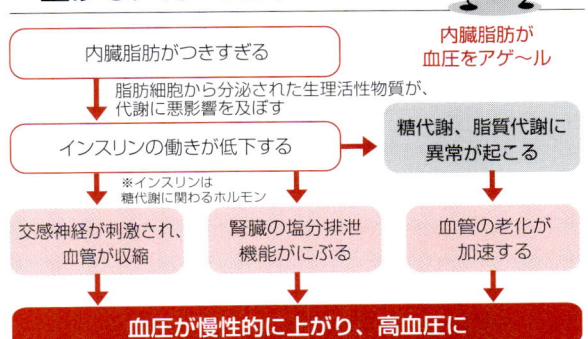

内臓脂肪が
血圧をアゲ〜ル

内臓脂肪がつきすぎる

↓ 脂肪細胞から分泌された生理活性物質が、代謝に悪影響を及ぼす

インスリンの働きが低下する → 糖代謝、脂質代謝に異常が起こる

※インスリンは糖代謝に関わるホルモン

- 交感神経が刺激され、血管が収縮
- 腎臓の塩分排泄機能がにぶる
- 血管の老化が加速する

↓

血圧が慢性的に上がり、高血圧に

内臓脂肪から分泌される生理活性物質は、糖代謝や脂質代謝にも悪影響を与え、代謝異常が複合的に進行する大きな原因になります(次ページ)。

血圧が高いとメタボの危険度もアップする?!
——メタボリックシンドロームのメカニズム

「メタボ」と聞くと、おなかが出た内臓脂肪型肥満を思い浮かべる人が多いでしょう。たしかに、内臓脂肪はメタボの診断ベースですが、メタボ＝内臓脂肪型肥満ではありません。メタボリックシンドロームは複合的に代謝異常が進む病気で、**高血圧もそのメカニズムに深く関わっています。**

86・87ページでも述べたように、内臓脂肪の細胞からは代謝に関わる数種類の生理活性物質が分泌されており、コレステロールのように善玉と悪玉が存在します。現在のところ、善玉として確認されているのはアディポネクチンという物質のみで、血圧調整、糖代謝の促進などに働きます。一方、悪玉としては、レプチン、アンジオテンシノーゲンなどがあり、糖代謝を阻害したり、血圧を

★メタボリックシンドロームのメカニズム

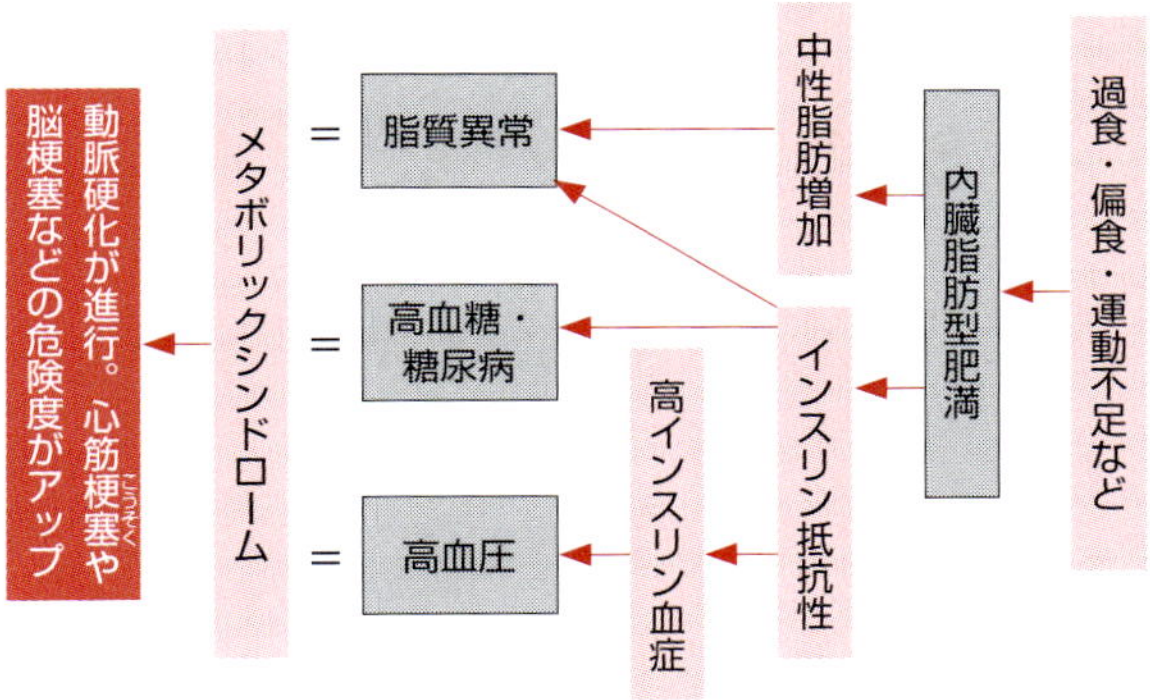

※メタボリックシンドロームの診断基準はP.41にあります。

上げたりします。

内臓脂肪がつき過ぎると、**善玉の分泌量が減り、逆に悪玉の分泌量が増えます。**そのため、肥満、血圧、糖代謝、脂質代謝が絡み合いながら症状が悪化し、それによって怖い動脈硬化が進行してしまいます。

つまり、肥満で高血圧の人は、メタボの危険度も高いことになります。肥満や高血圧の程度が**軽度であっても、**メタボは複合的に進む病気なので、**油断はできません。**

早めのセルフケアが何よりです！

やせると血圧はぐんぐん下がってくる！

肥満と血圧の関係については、86～89ページの話でおわかりいただけたでしょう。では、何をすればいいのか？　そう、**やせればいい**のです！

ぽっこりおなかが気になりながら放置していた人も、この機会に減量に取り組みましょう。減量は、スタートをすると成果が比較的早く出やすいセルフケアです。加えて、姿や印象を変えてしまうにっくき内臓脂肪は、とりやすいという特徴があります。**内臓脂肪の細胞は代謝が活発**なので、増えやすい反面、**減らしやすい**のです。これは、やる気も出るというものです。

ＢＭＩ値が25以上の人は、25未満になるよう目指します。メタボの診断ベースである腹囲についても、男性は85㎝未満、女性は90㎝未満を目指しましょう。

ほとんどの場合、ＢＭＩ値と腹囲は連動して下がってきます。

肥満解消と血圧降下の関係については、すでにさまざまな調査研究があり、**4～5kgの減量で慢性的に血圧が下がる**ことが確認されています。

複合的な代謝のメカニズムによって（88・89ページ）、血糖値、ＬＤＬコレステロール値、中性脂肪値も下がってくるので、メタボの予防・改善にも、とても役立ちます。

健康を守るため、若々しい体に戻るため、毎日を楽しく過ごすため、ぜひ、減量を始めてみましょう。いちばんのポイントは、食生活の改善と運動。具体的な実行法は92～１０５ページ、ＰＡＲＴ４、ＰＡＲＴ５で紹介しています。

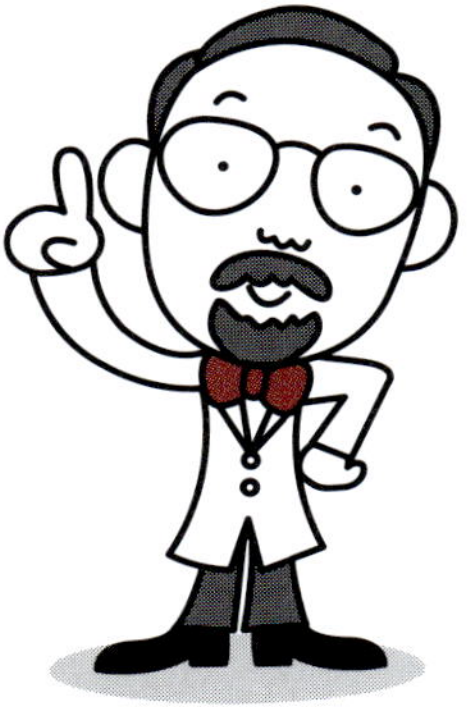

やせると、健康のためにいいことがたくさん！　普通体重の人は、今の体重を維持することが大切

自分メイドの減量プランを作ってみよう

肥満の解消は、長期的に無理なく行うのが基本です。成功しやすく、心身ともに負担が少ない減量ペースは、**3か月で現在の体重の5％を減らすこと**。体重85kgの人なら、3か月で4kg強減らせばいいので、1か月に1.5kg弱の減量でOKです。これなら、できそうな気がしますよね！

1か月に1.5kg減量するには、たとえば、夕食でごはんを2杯食べていたところを1杯にする、お酒や間食からとるカロリーを減らす、1日にトータルで1時間ほど歩く、などのいずれかでほぼ達成できます。さらに、**食事と運動を組み合わせると**（たとえば、余分な間食を減らす＋1日に30分歩くなど）、一方のセルフケアがもっとらくになり、長続きしやすいです。

PART 3

★減量プランを作ろう

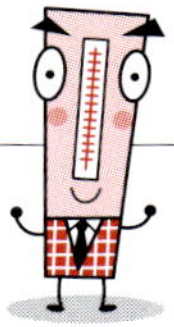

一見、時間がかかりそうだけど、半年で普通体重になるのは大きな変化！

step1 1か月の減量目標を設定しよう！

[3か月の目標]

□kg 現在の体重×0.05＝□kg減(a)

[1か月では…]

□kg(a)÷3＝□kg減(b)　1か月の減量目標

例 身長175cm、体重85kg(BMI27.8)の人では、3か月に4.25kg減で、1か月では1.4kg減。
BMI24を目標にすると、体重73.5kgが目標値。85−73.5＝11.5kg(総減量目標)、11.5÷1.4≒8.2(月)。約8か月で健康的な体重に！
※BMI値は25未満(23、24など)を目標にします。
必ずしも、標準体重の22まで減量する必要はありません。

step2 1日あたりの減量分カロリーを知ろう！

体脂肪は1kg＝約7000kcal、
つまり1kgの減量には7000kcalの消費が必要。

(□kg(b)×7000)÷30日＝□kcal　1日分

例 1か月1.4kg減では、(1.4×7000)÷30≒327kcal(1日)。

step3 減量分カロリーを食事と運動にふり分けよう！

減量分カロリーは、食事50〜60%、運動40〜50%でふり分けるとバランスがよい

例 食事：運動＝6：4とすると、1日327kcalの消費は、食事：運動＝約200：約130。
食事で約200kcalを減らすには、軽く盛ったごはん1杯(約200kcal)、ビール500mℓ缶1本(約200kcal)、お菓子などの間食から差し引くとよい。運動の消費カロリーの目安はP.99に。

すぐできる！ 無理なくやせる5つのコツ

92・93ページで無理のない減量プランをご紹介しましたが、成功率をさらにアップさせるプラスα《アルファ》のコツをご紹介しましょう。

減量の**2大ポイントである食事と運動に、デトックス、ストレス解消、睡眠を加える**と、途中でやめるなどの挫折が少なくなり、毎日の暮らしの質（ＱＯＬ、クオリティ・オブ・ライフ）も向上します。

肥満は、代謝で出すべきものが、体に蓄積されている状態です。余分な体脂肪、汗や便などの排泄物、日々の心身の疲れをとり去ると、体も心も軽く感じ、すっきりします。加えて、血圧測定と同じように、**体重を毎日はかって記録す**ると、減量の励みになり、また、健康管理の貴重な記録になります。

★やせる5大ポイント

◎食生活を見直し、変えるべき点を変えよう

面倒なカロリー計算はしなくても大丈夫。意識して減らすこと、太らない食べ方のコツを身につけるだけでも、肥満解消は成功します。 [→P.96・97、PART4]

◎ニコニコペースの運動を習慣に

肥満解消と降圧には、ハードな運動は逆効果。らくらく行えるニコニコペースの運動で効果が出ます。

[→P.98・99、PART5]

ニコニコペースの運動でOKです！

◎デトックスで代謝を促進

食べたものをきちんと排泄しないと、代謝が悪くなります。便秘の予防・改善も大切なポイントです。

[→P.74・75]

◎ストレス解消で毎日を楽しく

ストレスは過食や偏食の引き金になり、さらに、血圧やLDLコレステロールを上げる原因のひとつです。上手な解消法を身につけましょう。 [→P.64〜67]

◎上質な睡眠でやせやすい体に

睡眠不足は自律神経のバランスを乱し、代謝を低下させ、太りやすい体を作る原因になります。睡眠の質を上げると、やせやすい体になります。 [→P.72・73]

食べ方のコツを知ると、肥満解消がはかどる

肥満解消には、「ごはんは1杯に」というような意識的な方法に加えて、自然にカロリー量を減らすコツもあります。それはズバリ、食べ方です。

肥満の人の食べ方には、**早食い、よく噛《か》まない、朝食を抜く、深夜の食事が多い**、などの共通点があり、これらはすべて**肥満の大きな原因**です。

適切な食事量は、脳の視床下部《ししょうかぶ》にある満腹中枢が決めており、そこから「ここでストップ」という指令が出ることで、私たちは満腹感をおぼえ、箸《はし》を置きます。しかし、早食いや、よく噛まない食べ方では、満腹中枢が適切に刺激されず、過食につながります。また、朝食を抜くと、昼食にとったカロリーが体脂肪になりやすく、深夜の食事も体脂肪として蓄積しやすいです。

★肥満解消を進める食べ方のコツ

◎早食いはやめ、１食に15分以上かけよう

食べ物をかきこむ食べ方では、満腹中枢がスムーズに働かず、過食の原因に。1食に最低15分はかけ、ゆっくり食べましょう。

◎よく噛んで食べよう

咀嚼《そしゃく》回数が多いと、満腹中枢が適切に刺激され、腹八分目で満腹感が出ます。かための食材を食べる、食事の最初に野菜（副菜）を食べるのもコツ。

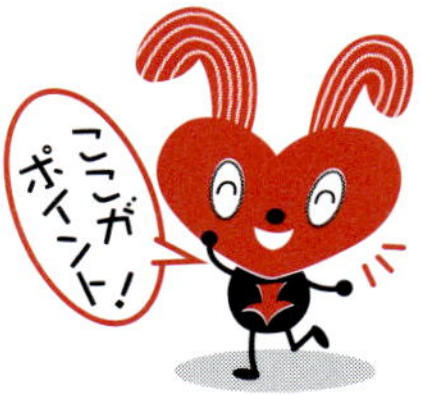

◎朝食をとろう

朝食を抜くと、体が飢餓状態と勘違いし、次の食事のカロリーを脂肪としてためこもうとします。バナナ１本と野菜ジュースなど簡単なものでもいいので、朝食は必ずとりましょう。

◎夜10時以降の食事は少なめに

夜遅くの食事は、その後の消費カロリーが少ないため、脂肪になりやすいです。夜10時以降の食事はできるだけひかえ、遅くなった日も、量を減らすなど調整を。

●１日の適正摂取エネルギー量の求め方

自分に適した摂取エネルギー量（＝摂取カロリー）は、以下の式で計算できます。普段の食事のだいたいの１日の総摂取カロリーと比較すると、いかにカロリーオーバーしているかがわかるでしょう。

標準体重　身体活動量　1日の摂取エネルギー量

□kg ×□kcal/kg ＝□kcal

身体活動量の目安

［単位：kcal/kg 標準体重］

・軽労作（座り仕事、主婦など）：25～30

・普通の労作（立ち仕事）：30～35

・重い労作（力仕事）：35以上

軽めの運動でやせる効果をアップ

食事でのカロリー減に加え、運動で消費カロリーを増やすと、肥満の解消はスムーズに進みます。ちなみに、運動だけでやせようとすると、体重1kgを落とすのに約7000kcalの消費が必要なので、分速80mのウォーキング23時間以上に相当し、とてもたいへん。**食事と運動の2本立てが何より**です。

運動をすると血行がよくなり、代謝が高まり、筋肉量が増えます。それにつれて内臓脂肪がとれ、血圧も下がり、代謝のよい太りにくい体になってきます。顔や体が引き締まるので、若々しい印象になるのもうれしい点です。

運動習慣がなかった人は、**1日100kcalくらいの消費から始め**、慣れるにつれ、**1日150〜300kcal前後**に増やしていくといいでしょう。

PART 3

★100kcalを消費する運動量［体重60kgの場合］

食生活の改善に加え、1日150～300kcal前後を消費する運動をプラスしましょう。

散歩	約30分
ウォーキング（分速60m）	約30分
（分速80m）	約20分
自転車（平地）	約20分
（上り坂）	約10分
ジョギング（軽め）	約15分
水泳（平泳ぎ）	約30分
体操（軽め）	約30分
ゴルフ	約20～30分
階段（上る）	約12分
（下る）	約25分
乗り物（電車やバスで立っている）	約45分
掃除（掃く・拭く）	約25分
炊事（準備・片づけ）	約35分
買い物	約35分
入浴	約28分

※体重が60kgより重い人は、同じ分数行うと、消費カロリーが増えます。体重が60kgより軽い人は、同じ分数では消費カロリーが少なめになるので、分数を少し増やしましょう。

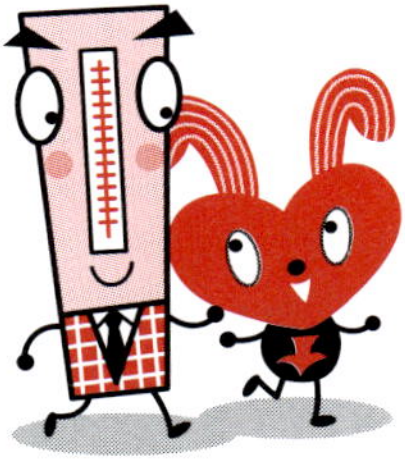

運動は歩くことが基本。
1回15分でも、4回行うと
1日1時間！
約200kcalの消費になるよ

生活スタイル別 やせるコツ

忙しいビジネスマン

毎日が忙しいと、食生活がおざなりになりがちですが、まずは、**朝食をきちんととる**こと。朝食を抜いて、昼をガツンと食べるのは肥満のもとです。ランチが**外食**の場合は、揚げ物、脂身の多い肉料理、カツ丼やラーメンなどの一皿料理を減らし、味が濃い料理が少なめの**和定食風のメニュー**を選びましょう。夜は自宅で食べるのが理想的ですが、外食になる場合は、ランチ同様、メニューの選び方に気をつけます。

また、毎日のように仕事帰りにお酒を飲んだり、接待で飲んだりしていると、カロリーオーバーになってやせられません。肝臓にも負担がかかり、深刻な肝

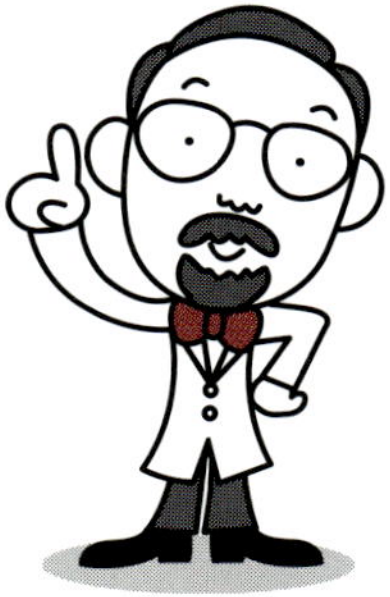

とくにお酒の飲みすぎに注意を！

臓病につながる危険もあります。**お酒を飲む機会が多い人は、回数や量をコントロール**することで、自分の健康を守りましょう。

打ち込める趣味を見つけるなど、仕事以外のやりがいや楽しみを見つけることも、メンタル面からの肥満ケアに効果が望めます。

デスクワークが多い人

運動する時間が少ないことが肥満につながります。通勤を運動の時間に替えて、電車やバスの**ひと駅分を歩いたり**、駅やオフィスでは**階段を利用**しましょう。仕事中は何時間も座りっぱなしでいると血行が悪くなるので、ときどき**立って歩く用事を**作りましょう。ランチタイムは外に出て散歩をしたり、ストレッチで体をほぐすリフレッシュの時間に！

休日は家での**ゴロ寝をやめて、外に出ます**。散歩やウォーキングなどの軽い運動で日頃の運動不足を解消するといいでしょう。

家にいる時間が長い人

運動量が少ないうえ、だらだら間食しやすいため、食べる量がつい増えてしまいがちです。また、自分の好きなものばかり食べていることもあります。一度、**食べているものをすべて書き出してみる**と、1日に食べている総量を把握でき、内容の偏りにも気づくでしょう。メニューが揚げ物や肉料理などに偏っていたり、お菓子やお酒の量が多い人は、そこが要改善ポイント。**1日3食を同じ時間帯にとる**ようにし、お菓子や清涼飲料水、お酒の買いおきをやめて、**間食やアルコールの量を減らします**。

食事には肉ばかりでなく、魚や大豆製品もとり入れ、献立の基本に沿って栄養バランスをととのえましょう（122・123ページ）。

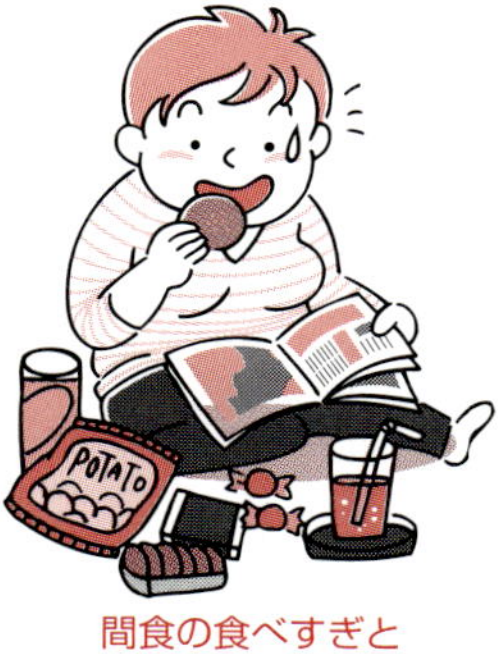

間食の食べすぎと
運動不足を改善！

第2の人生期の人

仕事を退くと、規則正しく生活するのが難しくなりがちです。

つい、家の中でだらだらと過ごしてしまうため、運動量が減って、太ってしまう人も少なくありません。体を動かすには、とくに用事がなくても、**家から出る機会を増やす**ことです。週に何日か、電車やバスに乗って出かけましょう。美術館やデパートを見て回ってもいいですし、知らない街や公園を散歩するのもいいでしょう。歩くといい**運動になる**だけでなく、**脳も活性化**されて、元気とやる気が出てきます。

また、**食事のリズムをととのえる**ことも大事です。好きな時間に好きなものをとっていては太るばかり。1日3食を毎日ほぼ同じ時間帯にとるようにし、栄養バランスにも気をつけます。自分で献立を考えて買い物をし、料理作りにチャレンジしてみるのも、生活に張りが出るのでおすすめです。

減量に挫折しがちな人はこんな手も…

やろうと思っていても始められない、やり始めても続かない…。減量には、こんなこともつきものです。今度もダメかな～、と落ち込まず、前向きに考えて、少しずつ良い方向に改善しましょう。「健康のために、これをやっている」と言えるものがあると、毎日の生活に張り合いが出てきます。

減量は自分と向き合って行う孤独な作業でもあるので、それに負担を感じる人は、**専門家との二人三脚で行うのもいい**でしょう。

最近は、メタボ対策や生活習慣病対策のプログラムを提供する**スポーツクラブ**も多く、個人に応じた運動プランの提案・指導に加え、食事や栄養に関する指導なども受けられます。運動や相談の場所ができるのに加え、運動インストラクターや栄養士、同じ目的で来ている人たちとの新たな人間関係も生まれるので、それが励みや張り合いにもなるでしょう。

また、病院でも、**肥満外来・メタボリックシンドローム外来**を設置するところが増えています。このような外来では、肥満やメタボ、生活習慣病の状態の診断を行い、体重を減らすことでその状態や症状を改善することを目指し、医師・看護師・栄養士・運動療法士などによる**チーム医療で減量をサポート**しています。

ＢＭＩ値が30以上など中程度以上の肥満で、どうしても自分ではやせられない、という人は、こういう外来を受診するのもいいでしょう。肥満の程度に関わらず、基本的に保険が適用されます。

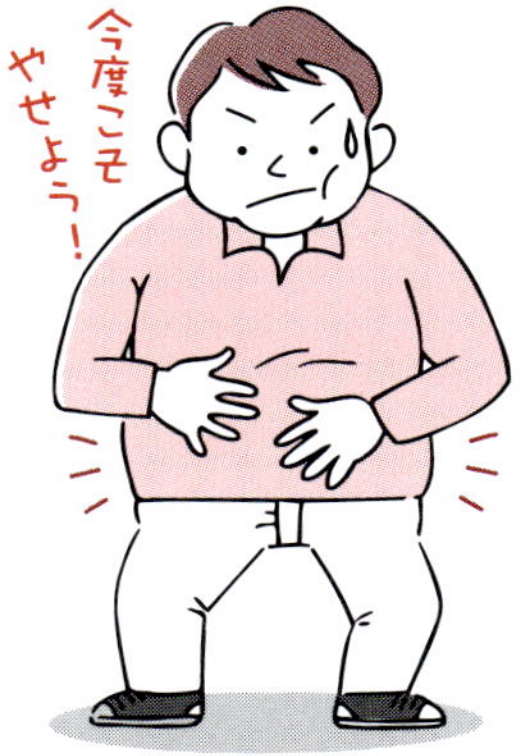

何もしないと、状態は今よりもっと悪くなる。減量をスタートし、無理のないペースで続けてみよう

COLUMN

私の血圧コントロール法 ②

54歳女性・主婦／３か月で血圧が

154/93mmHg→124/83mmHgに

両親ともに高血圧なので、私もなるかなと思っていたところ、40代まで正常値をキープ。ところが53歳で閉経したあとの健診で、高血圧になっていたので、びっくり。医師に相談すると、私の場合は肥満が大きな原因で、女性ホルモンの変化がそれを後押ししたとのこと。間食を中心にカロリーを減らし、歩く機会を増やすよう心がけたところ、27を超えていたBMIが３か月で24に。普通体重に近づくにつれ、血圧も正常域に下がりました！

やせると、日常動作もらくになり、毎日が快適です。

38歳男性・会社員／４か月で血圧が

142/98mmHg→129/84mmHgに

仕事が忙しく、平日は家に帰ると夜10時過ぎで、その後、市販の弁当と缶ビールで夕食をとる毎日。30代半ばから太り始め、74kgだった体重が３年で85kgに増え、BMIは28台に。血圧値とLDLコレステロール値も上がり、診断基準を突破。そのころ、結婚が決まったので、新しい家族のためにも健康でいたいと思い、セルフケアを始めました。

できるだけ夜遅い食事や油っこい料理、飲酒を減らし、通勤時に歩く距離や階段移動を増やしたところ、４か月でBMI25に。血圧もLDL値も改善できました！

PART 4 食事の簡単コツで血圧を下げる！

注意! こんな食生活が血圧を上げる

毎日、食事を意識してとっていますか? 何をどう食べるかは、じつはとても重要なことで、それが私たちの体を作っていき、守っていきます。

たとえば、なじみの店で、「いつもの」と声をかけ、チャーハン・ラーメンセットや丼物・めんセットを毎日食べるような生活を続けていては、残念ながら、血圧は下がらず、ほかの生活習慣病のリスクも高まります。

血圧を上げやすい食事習慣は、左ページのものです。

とくに大きな原因となるのは、**過食による肥満、塩分のとりすぎ、偏食による野菜不足**です。日頃の食生活をふり返ってみると、心あたりがある項目がいくつかあるでしょう。

★血圧を上げる食習慣

・満腹になるまで食べることが多く、太っている
・塩分が多い料理や食品が好きで、よく食べる

[塩分の多い料理＆食品例]
めん類（ラーメン、うどんなど）、丼物、干物、漬けもの、甘辛い味つけの料理（焼き鳥、肉じゃが、すき焼きなど）、佃《つくだ》煮《に》、魚の塩蔵品、かまぼこなどの練り製品、明太子、たらこ、いかの塩辛、梅干しなど

・どんな料理にも、塩、しょうゆ、ソースをかけて食べる
・揚げ物や肉料理をよく食べ、野菜はあまり食べない
・インスタント食品やスナック菓子をよく食べる
・外食や中食《なかしょく》（市販の弁当や惣菜）を利用する機会が多い
・お酒を毎日のように飲む

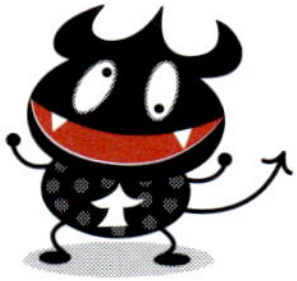

これらが高血圧のおもな原因。続けていると、血圧がアガ～ル

まずは、これらの血圧を上げる原因を意識して減らしていきましょう。チャーハン・ラーメンセットのように、どう見ても高カロリー・高塩分の好物も、たまに食べる嗜好《しこう》品《ひん》と考え、**今より減らす必要があります**。

食生活の改善は、実行すると、必ず成果が出てくるのがうれしいところ。できることから始め、無理をしすぎないのも、長続きさせるコツです。

悪い原因を減らせば、血圧はぐんぐん下がる

何事も、原因がわかると対処もしやすいもの。109ページの血圧を上げる食事習慣のなかで、自分があてはまる項目をチェックしてみましょう。きちんと把握するためには、1週間の**食事内容を簡単なメモ書きなどで記録してみる**のがおすすめです。たとえば、昨今の健康ブームで、「肉より魚がいい」と言われていることから、毎日のように朝食で**干物や塩鮭**を食べ、それが原因で血圧が上がったという人もいます。たしかに、魚は栄養が豊富な健康食品ですが、塩で加工した干物や塩蔵品は別もの。とりすぎはよくありません。また、1回にとる量が少なめでも、毎食ごとに**漬けものや佃煮《つくだに》、梅干し**などが登場するようなら、それも高血圧の原因のひとつです。

★血圧を下げる食生活３大ポイント

1 肥満している人は、摂取カロリーを減らす
2 食事からとる塩分を減らす
3 偏食になりがちな人は、揚げ物と肉料理を減らし、野菜を増やす（＝栄養バランスをとる）

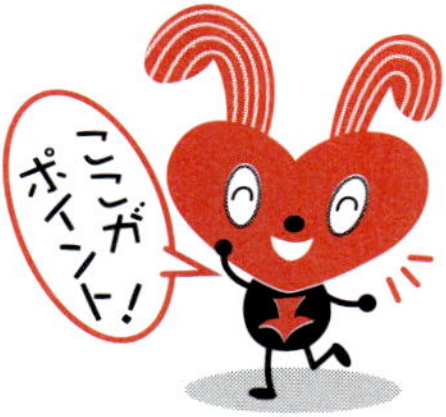

これらを実行すると、血圧がサガ～ル！

食事内容を記録すると、こういうことが客観的にわかり、具体的に何をすればいいかが見えてきます。そこで、１０９ページでも述べたように、**血圧を上げる原因を意識して減らします。**

減塩に関しては、禁煙実行法のように、「やるぞ！」と思い立ったとき、10日ほどの短期間で**一気にうす味の減塩料理に慣れる**のも、あんがい成功率が高く、おすすめです。

それが難しい場合は、まず、塩分の多い食品を今より半分に減らし、達成できたら、さらにその半分にと、段階的に行うとらくです。最終的に、塩分の多い食品や料理は、ごくたまに食べるくらいに減らすのがベストです。

無理せず、長続きさせる！ 食生活改善のコツ

わかっているのに始められない、やろうと思っても長続きしない…。それは人の世の常。食生活の改善に、ほろ苦い挫折感を感じているのは、あなただけではありません。とくに、血圧を下げる3大ポイント（111ページ）には、どれも「減らす」がからんでおり、一見、どれもたいへんそうです。

そこで、実行するうえでのコツをご紹介しましょう！

「摂取カロリーを減らす」は、食事量を減らさなければ、と考えがちですが、よほどの大食漢でない限り、**極端に制限しなくてもOK**。急に量を減らすと、空腹感がストレスになり、逆効果です。摂取カロリーは、量を減らさなくても、**食材選びや調理法**でかなり変わります。食材は高カロリーの肉から、**低カロリー**

の野菜・海藻・きのこに変えると、食事量をあまり変えずにカロリーを減らせます。唐揚げ・天ぷら・フライなどの高カロリー料理は、食材は同じままでも、調理法を**蒸す・茹でる・焼くに変える**と、カロリーを減らせます。「揚げ物と肉料理を減らす」の実行法も、これに共通します。

「塩分を減らす」は、調味料を減らすだけでは、食べたときにもの足りなさが残りがちです。**旬の食材**を使い、**だしの旨味、香味野菜の新鮮な味覚などを利用**しながら調味すると、とてもおいしい料理に仕上がります。

「減らす」が基本の改善法も、見方とやり方をちょっと変えるだけで、満足感をキープしながら、食の新しい楽しみを広げるいい機会になるのです。

具体的な実践法は、114～125ページにあります。ぜひ、お試しを！

食生活の改善は、発想の転換からスタート！　毎日同じようなものを食べている人は、食の新発見にもつながる

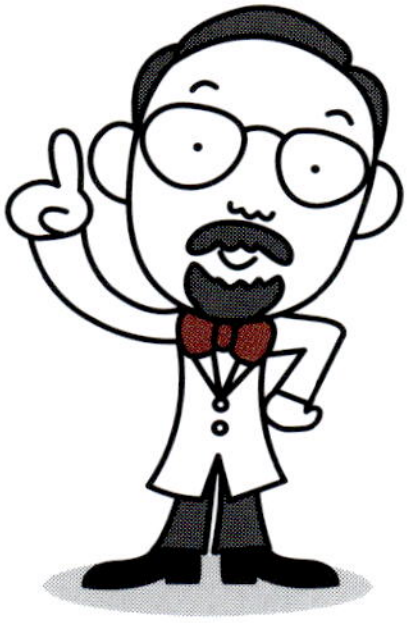

摂取カロリーを無理しないで減らす実践法

肥満は高血圧の大きな原因。BMIが25以上の人は、摂取カロリーを減らしましょう。1日の適正カロリーは、97ページの計算式でわかりますが、毎日の計算はかなり面倒。また、食事量を急に減らすと、長続きしにくいです。

そこでおすすめしたいのが、**3食の食事量はあまり変えずに、1日の摂取カロリーを約250kcalダウンさせる方法**。決め手は、左ページのカロリーダウンのコツです。体脂肪は7000kcalの消費で1kgとれるので、1日に250kcal減らすと、食事だけでも1か月1kg以上減ります。半年続けると、6.5kgほど減量でき、おなか周りもすっきり！　効率をアップするには、**お酒と間食をとる回数と量を減らす**のが効果的です。

★食事量を減らさず、摂取カロリーをダウンするコツ

◎食材を高カロリーから低カロリーのものに

肉を減らし、魚介・野菜・海藻・きのこを増やします。肉を食べるときは、牛肉や豚肉は赤身（ヒレ、もも）を選び、鶏肉はささ身、むね肉を選ぶと、カロリーダウンに。

◎調理法の工夫でカロリーが変わる

肉は脂身や皮を取り除いて使うと、カロリーが約50％もダウン。同じ食材でも、高カロリー料理になる揚げ物でなく、蒸す・茹でる・グリルで焼くなどの調理法にすると、約10～30％カロリーダウンできます。

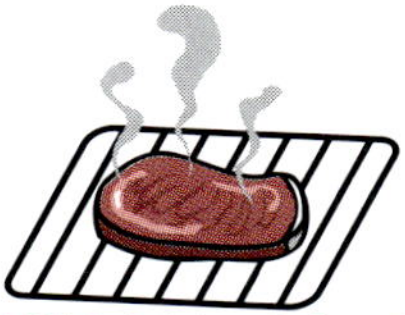

肉は脂身をとり、魚焼きグリルで焼くと余分な脂が落ちる

※カロリーダウンのお助けレシピをP.148・149で紹介しています。

◎調理油やドレッシングの量と種類を見直す

調理油、バター、ドレッシング、マヨネーズなどは、どれも高カロリー。使う量を意識的に減らし、低カロリーのライトタイプに変えましょう。

◎ごはんの量を減らす

ごはんの普通盛り１杯は約250kcal。２杯食べているところを１杯にすれば、１日250kcal減。代わりに、低カロリーの海藻やきのこを使った一品をプラスして、食事量を補います。

◎お酒や間食の量を減らす

ビール大びん１本は約250kcal。それをやめるだけで、１日250kcalダウン！　お菓子などの間食も高カロリーなので、意識して減らすと効果がアップします。

減塩らくらく実践法❶
――食べ方で減らす！

肥満と並ぶ高血圧の原因は、塩分のとりすぎ。毎日の食事で減塩をすると、血圧は下がってきます。日本高血圧学会が、高血圧の人にすすめる食塩摂取量**目標は1日6g未満**。現在の日本の食塩摂取量の平均は1日約10gなので、6g未満はその約半分となり、計量スプーン小さじ1とほぼ同じ量です。

ただし、塩分は生鮮食品にも含まれており、栄養バランスのよい食事を心がけても、そこから1日2gほどの塩分をとるとされます。よって、調味料の塩分、加工食品に入っている塩分を1日4g未満に調整することになります。

しかし、食塩摂取量を計算して調整するのは、日常生活ではほぼ不可能。今とっている**余分な塩分を意識して減らす**ことが、具体的な実行法です！

★食べ方を見直して、減塩するコツ

◎調味料のかけすぎをやめよう

料理を食べ始める前に、無意識に調味料をかけるのをやめましょう。とくに気をつけたいのは、塩、しょうゆ、ウスターソースです。

※おもな調味料の食塩量：塩小さじ１/約5g、しょうゆ大さじ１/約3g、ウスターソース大さじ１/約1.5g

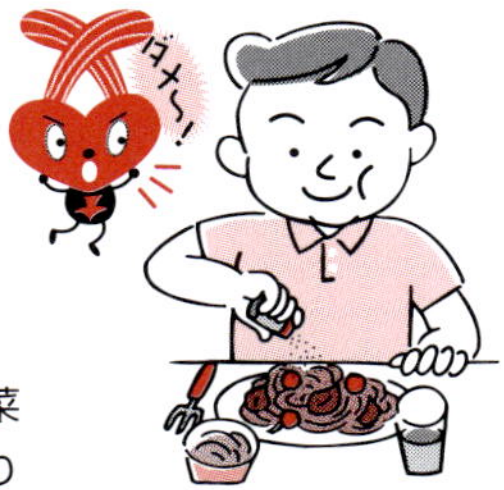

食卓に調味料を置かないのも、いい方法！

◎漬けもの・佃煮《つくだに》を副菜にしない

漬けもの・佃煮は塩分が高く、野菜の栄養分をとるための副菜にはなりません。毎食のように献立に添えるのをやめ、食べる回数・量を意識して減らします。塩分が高い梅干しも、同様です。

※１食の目安食塩量：たくあん５切れ/約２g、白菜の塩漬け１枚/約１g、あさりの佃煮大さじ２/約２g、梅干し１個/約２g

◎塩分が高めの料理・食品を減らそう

調理や加工の過程でどうしても塩分が多めになる料理・食品は、食べる回数を意識して減らします。料理・食品の具体例はP.109にあります。

◎めん類は汁を残す

ラーメン、うどんなどは、汁を全部飲むと、１食の食塩量が5gを超えることがほとんど。汁を半分以上残すと、２〜３g前後の減塩になります。

※めん類の１食分の目安食塩量（汁を含む）：ラーメン/約6g、きつねうどん/約5g、かけそば/約3g、即席めん/約5g

減塩らくらく実践法❷ ——調理法で減らす！

外食や中食《なかしょく》（市販の弁当や惣菜）には、高カロリー・高塩分・高脂肪の料理が多め。利用頻度が高いと、高血圧や肥満の改善はなかなか進みません。

毎日の食事は、やはり**自宅で作るのがいちばん**です。最近は、高血圧改善のための**簡単に作れるレシピ本**も多いので、それらを利用して、減塩料理にチャレンジしましょう。朝・昼・夜の献立をそのまま再現すると、1日の食塩摂取量が目標値の6g前後になるよう工夫されている本もあります。実際に試してみると、**うす味のやさしい味わい**に感心するでしょう。

加えて、新鮮な旬の食材を用いることも大切！　旬の魚介類や野菜につまった自然な旨味は、うす味でこそ、おいしくいただけます。

★減塩料理をおいしく作るコツ

◎高血圧の人向けのレシピ本を活用しよう

セルフケア用のレシピ集には、うす味のおいしい料理を作るための知恵やコツがつまっています。利用価値大です！

◎調味料や食材を計量しよう

計量は一見面倒ですが、やってみると、数秒で終わることがほとんど。調味料や食材をはかってから用いると、余計な塩分が入らず、味のバランスもばっちり決まり、おいしい減塩料理が作れます。

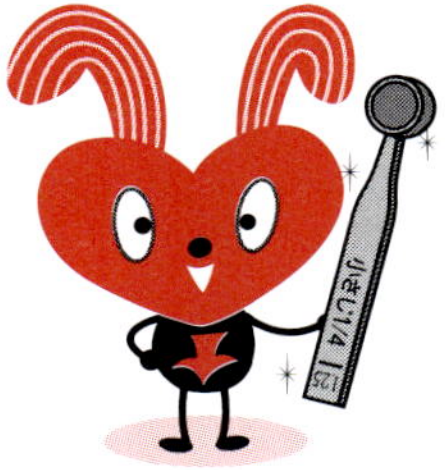

最近は、小さじ1/4（1.25mℓ）など、少量の計量スプーンもあり便利！

◎減塩調味料を使う

味はそのままに塩分を半分ほどカットした塩、しょうゆ、みそ、だしつゆが販売されています。手軽な減塩に役立ちます。

◎だし、酸味、香りをきかせる

だしの旨味、レモン・ライム・すだちなど柑橘類や酢の爽《さわ》やかな味わい、しょうが・山椒《さんしょう》・カレー粉・各種ハーブなどの香りを活用すると、塩の量をひかえても、おいしい料理ができあがります。

栄養バランスをとる実践法

栄養バランスをとることは、具体的に言うと、111ページでも述べているように、**揚げ物と肉料理を減らし、野菜を増やす**こととほぼイコールです。

高血圧などの生活習慣病の人は、天ぷらやフライなどの揚げ物、脂身トロ〜リの肉が大好きで、逆に、野菜はほんの少ししか食べない、というパターンが多いよう。揚げ物や肉料理は高カロリー・高塩分・高脂肪なので、これらを意識して減らし、**血圧を下げる成分であるカリウム、カルシウム、マグネシウム、食物繊維**を豊富に含む低カロリーの野菜・果物を増やすと、栄養バランスが自然にととのってきます。それにつれて血圧が下がり、肥満の解消やメタボの予防・改善にも効果的なので、まさに一石二鳥です！

★“減らす＆増やす”で栄養バランスをとるコツ

◎減らす！ 食品・料理

[肉]

とくに脂身が多い牛肉・豚肉、皮つきの鶏肉、ひき肉、ベーコン、ソーセージ

※肉をまったく食べないのもよくありません。牛肉や豚肉は赤身の部位を選び、主菜として食べる頻度を、肉：魚介類＝１：２くらいにすると、栄養バランスがとれます。

[脂肪分・コレステロールが多い食品・料理]

揚げ物（唐揚げ、天ぷら、フライなど）、卵（高コレステロールの人は１週間３～４個までに）、するめいか、たらこ、レバー、バターや生クリームをたくさん使った料理やお菓子

◎増やす！ 食品

[野菜・果物]

血圧を下げるカリウム、食物繊維などを多く含む野菜がとくに効果的。

具体的には、いも類（じゃがいも、山いも、さつまいもなど）、かぼちゃ、にんじん、青菜、セロリ、りんご、キウイなど。

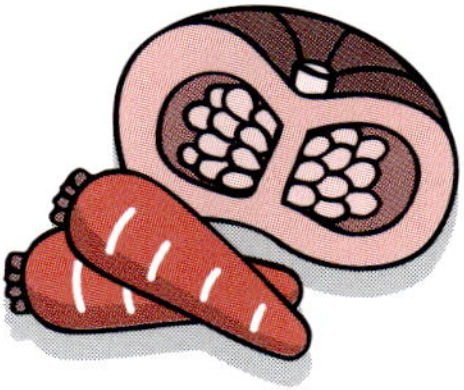

色の濃い野菜を、とくに増やしたい

[きのこ・海藻]

きのこ・海藻は、血圧を下げる食物繊維の宝庫。カロリーが低く腹持ちもいいので、低カロリー料理の食材にぴったり！

※血圧を下げる効果が高い食品については、P.130～143で詳しく紹介しています。ただし、栄養価が高い食品でも、同じものをたくさんとると、栄養バランスがくずれます。毎日同じようなものを食べないことも、栄養バランスを自然にとるコツです。

献立の組み方のコツで効果をアップ

あなたは、ラーメンや丼物が大好きではありませんか？　食事をめん類や丼物などですますのは、高血圧で太り気味の人によく見られる習慣です。めん類の汁は塩分が高く、丼物も濃い汁がごはんにかかるため高塩分。また、炭水化物とたんぱく質に栄養が偏るため、肥満の原因になります。**めん類や丼物はひかえめにし、栄養バランスのよい献立**を意識してとりましょう。

血圧を下げやすい献立の基本は左ページのものです。これをおぼえておくと、自宅での献立作りだけでなく、外食や中食《なかしょく》（市販の弁当や惣菜）を選ぶときにも役立ちます。**主菜の食材**は、栄養素が偏らないように、**食事ごとに魚介類→肉→卵→大豆製品と、たんぱく源を変えていく**といいです。

★血圧を下げる献立の基本スタイル

副菜

野菜・きのこ・海藻が主食材。酢の物、和え物、煮びたしを中心に。サラダは色の濃い野菜を使い、ドレッシング類は上にかけないで小皿にとり、つけながら食べる

主菜

魚介類、肉、卵、大豆製品が主食材。高カロリーになりやすい揚げ物はひかえめに。煮物など味が中までしみ込む料理は高塩分になりやすいので、少なめに

漬けものや佃煮の小皿はつけないで。もう1品というときは、デザート用の果物を添えるといい。りんご1/4個、キウイ1/2個など。

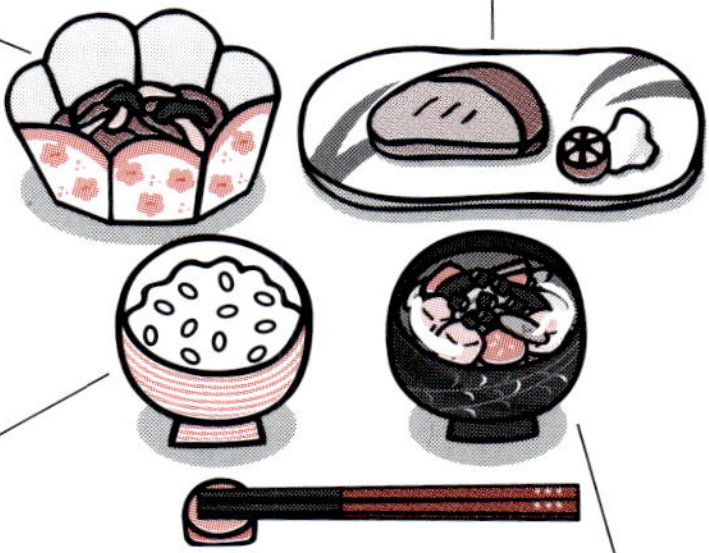

主食

味のついていないごはんが基本。パンやめんには、それ自体に塩分が含まれるので注意を。太っている人は1食につき、ごはん1杯が基本

汁もの、または副菜

汁ものは、具はたっぷり、汁は少なめで。みそ汁を1日2回以上とる場合は、汁を半分以上残すと、減塩目標値を達成しやすい

★味のメリハリをつけることもポイント！

同じような味つけの減塩料理が並ぶと、もの足りなさを感じやすいです。主菜にハーブをきかせたら、副菜はカレー味というように、料理によってメインの調味料や香辛料を変えると、献立に味のメリハリができ、満足感が高まります。

外食・中食《なかしょく》はどう選ぶ？ どう食べる？

忙しい毎日を送っている人は、外食・中食（市販の弁当や惣菜）をとる機会が増えがちです。外食・中食には高カロリー・高塩分・高脂肪のものが多いので、自宅の食事でカロリー調整と減塩をがんばって行っても、それが帳消しになる場合もあります。**外食・中食の利用回数を減らし、自宅での食事や手作りの弁当にする**のがいちばんですが、難しい場合は、外食・中食を上手に利用するコツを知っておくと役立ちます。

外食・中食とも、カロリーを抑えやすく、栄養バランスをとりやすいのは、**和定食や幕の内弁当**です。ただし、和食メニューは料理によっては塩分が高めなので気をつけましょう。とくに、しょうゆ・みそ・砂糖などの合わせ調味料

★外食・中食の上手な選び方のコツ

- 和定食や幕の内弁当を選ぼう。主食は味のついていないごはんに。
- 主菜はうす味の料理、副菜は酢の物、和え物などに。
- 漬けもの、佃《つくだ》煮《に》は残そう。
- みそ汁は、具は全部食べ、汁は半分以上は残そう。
- めん類、丼物、ファストフードをとる回数を減らそう。

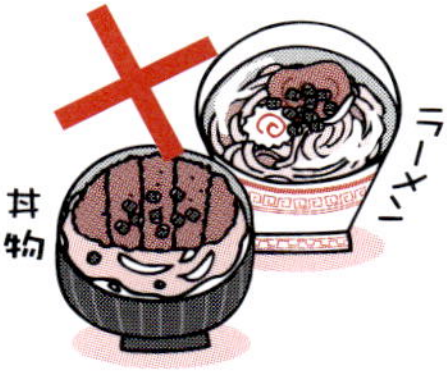

ラーメン、カツ丼、天丼などを頻繁にとるのはやめよう

で煮たり、焼いたりした料理は塩分が高めです。代表的な料理は、**豚肉のしょうが焼き、さばのみそ煮、炒り鶏、照り焼き、すき焼き**など。これらの料理はひかえるか、食べるにしても、たまの楽しみにとどめましょう。

また、外食・中食で、**めん類や丼物などの一皿料理やファストフード**を頻繁にとっていると、塩分の高さと栄養バランスの偏りから、高血圧の改善は難しくなります。

健康であってこそ、食事が楽しめるものです！　好物であっても、自分のため、家族のために、とる回数を**意識して減らして**いきましょう。

お酒はやっぱりよくないの？ つまみは何がいい？

仕事が終わって飲む1杯はおいしいものですが、飲酒習慣があると、高血圧の改善ははかどりません。お酒を飲むと血管が拡張するので、一時的に血圧が下がります。しかし、アルコールの代謝過程で血管が収縮するため、翌朝は血圧が大きく上がります。**飲酒習慣**があると、この変化が繰り返して起こり、それが**血管に負担をかけ**、**慢性的に血圧が高く**なってしまいます。

毎日お酒を飲む人は、飲酒習慣のない人に比べて、血圧についての老化が10歳ほど早まるという調査研究もあり、飲酒習慣はやはりよくないのです。「適量ならいい」とも言われますが、飲み始めると適量で終わらないことが多いもの。お酒は毎日飲むものではなく、記念日、祝い事など特別な日の楽しみにするの

★１日のお酒の適量

日本高血圧学会が定める節酒基準は以下のもの。しかし、毎日飲むのはよくないので、できるだけ休肝日を多くしましょう。

◎お酒を１種類飲む場合の１日の総量

ビール（5％）：中びん１本以下　日本酒（12～14％）：１合以下
焼酎（20～25％）：半合弱以下　ワイン（11～14％）：２杯弱以下　ウイスキー・ブランデー（40～43％）：ダブル１杯以下

※上記は男性の場合、女性は上記の1/2～2/3が目安。（ ）内はアルコールの標準濃度。
※合併症やほかの病気がある人は、飲酒に関しての主治医の指示に従ってください。

がいちばんです。**節酒をすると、1～2週間で血圧が下がってくる**という報告もあります。

「急な節酒は無理」という人は、まず、週2～3日の休肝日をもうけましょう。年齢を重ねるにつれ、お酒が体に残りやすくなるもの。前日お酒を飲まなかった翌朝は、体が軽く感じられ、気分も爽快。この心地よさは、飲酒習慣を断つ励みになります。仕事上のつき合いで酒席に出る場合も、お酒の量を少なめにし、つまみ選びにも気をつけます。酒のつまみは、鶏の唐揚げや焼き鳥など揚げ物や味が濃い料理が多めですが、それらを避けて、**さしみ、冷や奴《やっこ》、枝豆、酢の物**などを選ぶといいです。

間食の隠れ塩分にも注意しよう！

口が寂しいからと、お菓子を何となくポリポリ食べていませんか？
間食に食べるお菓子はやわらかいものが多いので、ついつい量をとりがちですが、高カロリーのものが多いので要注意！　毎日のようにたくさん食べていると、肥満やメタボ、生活習慣病の大きな原因になります。**意識して、食べる回数や量を減らして**いきましょう。

高血圧の人がとくに気をつけたいのは、塩分が高めのお菓子です。**せんべい、ポテトチップス**などはいかにも塩分が高そうなので、ひかえるよう自分でも注意するところですが、じつは**甘い物にもかなりの塩分が隠れています**。「高血圧だから、せんべいはやめて甘い物を」と思い、それが習慣になると、間食から

★市販のお菓子の目安カロリー＆食塩量

塩せんべい(大2枚)	150kcal	0.8g	アップルパイ(1切れ)	300kcal	0.7g
磯辺せんべい(大2枚)	150kcal	0.7g	ホットケーキ(1枚)	260kcal	0.7g
ポテトチップス(10枚)	85kcal	0.2g	みたらしだんご(2本)	235kcal	0.8g
クラッカー(5枚)	65kcal	0.3g	大福(1個)	190kcal	0.1g
デニッシュペストリー(1個)	320kcal	0.9g	しるこ(小1杯)	195kcal	0.5g

PART 4

とる食塩だけでも、かなりの量になります。普段食べている間食の目安カロリーと食塩量を知り、食べすぎないようコントロールしましょう。

また、間食＝お菓子類と思ってしまいがちですが、日本でかつてよく食べられた間食は、**やきいも、ところてんなど、カリウムや食物繊維が豊富な食材で作ったもの**。つまり間食からも、血圧を調整する成分を摂取していたのです。やきいも、ところてんは、今も理想的な間食アイテムなので、これらで食間時の空腹を満たすのもいいでしょう。「より手軽に」という人には、りんごなどの果物がおすすめです。

いも類

高血圧改善の見方！ 余分なナトリウムをどんどん排出

効果

いも類は**カリウムと食物繊維**がたっぷり含まれる優秀な食品。この２つの成分の相乗効果で、体内の**ナトリウムを排出**します。とくに、ヨーロッパで「大地のりんご」と呼ばれるじゃがいもは、オスモチンという代謝活性化成分も含むため、**メタボ予防**にも効果があります。「便秘に効く」と言われるさつまいもは食物繊維が豊富。さといもは、いも類のなかではカロリー低めなので、体重が気になる人におすすめです。

とり方

オスモチンは皮の近くに多いと考えられるため、皮の薄い**新じゃが**は、よく洗って**皮ごと**食べます。いも類は全般的にカロリーが高めなので、**食べすぎに注意**。揚げる調理も避けましょう。［↓P.１４７］

緑黄色野菜

野菜不足は病気のもと。モリモリ食べて健康に

効果

緑黄色野菜とは、**にんじん、かぼちゃ、トマト、赤ピーマン、青菜**など、色の濃い野菜のこと。これらに共通しているのは、抗酸化成分のβ《ベータ》ーカロテンが多く、血管の老化を防いで、高血圧の合併症である**動脈硬化を予防**できることです。にんじんはβーカロテンがダントツに多く、かぼちゃはβーカロテンのほかにビタミンC・E、トマトはリコピンなどの強力な抗酸化成分を含みます。

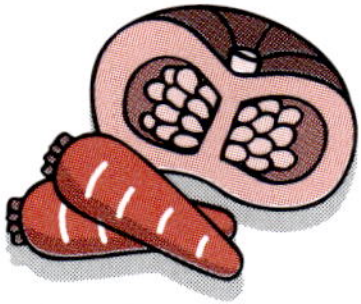

色が濃く、かたい野菜を増やそう

とり方

緑黄色野菜に含まれるβーカロテンは**油と一緒にとると吸収率が高まる**ので、オリーブ油などオレイン酸の**良質な油を適量**使って炒め物やサラダにしましょう。また、緑黄色野菜を副菜に使うだけでなく、肉や魚介などの主菜にも添えると、たっぷりとれます。［→P.146］

大豆製品

高血圧だけでなく悪玉コレステロールもやっつける

効果

大豆が「畑の肉」と呼ばれるのは、植物でありながらずば抜けて栄養価が高いからです。良質の**大豆たんぱく**をたっぷり含んでいるうえ、大豆サポニン、大豆イソフラボン、大豆ペプチドといった**大豆特有の抗酸化成分**なども豊富。これらの成分の相乗効果で、**血圧を下げる**ほか、血液中の悪玉LDLコレステロールを減らし、**血管の老化を防いで**動脈硬化を予防します。

とり方

大豆そのものは煮ても消化・吸収されにくいという難点があるため、**豆腐や納豆、厚揚げ、豆乳**といった加工食品でとるのがおすすめです。加工食品は消化・吸収がいいだけでなく、手軽に使え、バラエティ豊かなので、毎日飽きずにとり続けられるでしょう。

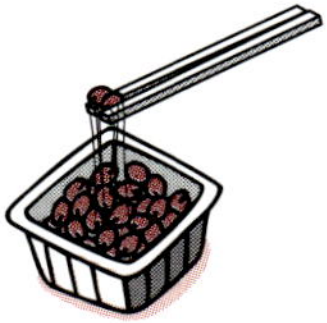

納豆は手軽にとれる大豆製品。1日小パック1個が摂取目安

青背魚

脂肪分に優れた効能が！ 魚をもっと食べよう

効果

青背魚というと、**あじ、さんま、さば、いわし**などが代表選手。これらには、魚全般に含まれるたんぱく質や各種ビタミン・ミネラルはもちろんのこと、**EPA・DHA**が豊富に含まれています。

この2つの成分は、魚の脂肪に含まれる脂肪酸のひとつで、**降圧効果**のほか、中性脂肪やLDLコレステロールを減らし、**動脈硬化や血栓症を予防**する効果にも優れています。

また、認知症の予防、免疫力アップといった効果も報告されており、まさに生涯を通じて健康でいるためにとりたい食品です。

とり方

主菜を肉ばかりに偏らせず、「魚、魚、肉」と2対1の割合で食べるよう意識するといいです。

とくに、**いわし**は青背魚のなかでもカリウム、カルシウム、マグネシウムが多く、**降圧成分であるペプチドも豊富**で、おすすめです。

セロリ

世界で用いられる降圧野菜。ストレス解消にも効く

効果

セロリは南ヨーロッパ生まれの香りの高い野菜。古代ローマやギリシャでは薬草として、整腸や強壮に用いられてきました。中国では古くから**漢方**での薬効が認められており、**高血圧の治療**に使われてきたという実績があります。

成分中、高血圧の予防・改善に有効なのは、余分なナトリウムを追い出してくれるカリウムと食物繊維。さらに、あの独特の香り成分であるセダノリッドとセネリンには**ストレス解消効果**もあります。

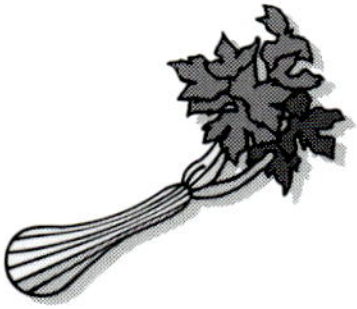

茎はサラダ、スープなどに、葉は油炒めに

とり方

有効な栄養成分は茎より葉に多く含まれているので、**葉も捨てずに使う**こと。葉に豊富なβ《ベータ》-カロテンの吸収を高めるには、適量のオリーブ油で炒めるのがおすすめです。

[→P.145、146、149]

きのこ

低カロリーで満腹感あり！ 重宝なダイエット食材

効果

きのこの仲間は、**しいたけ、まいたけ、エリンギ、しめじ**など多彩で、それぞれ味わい深い滋味があります。共通しているのは、高血圧の予防・改善に有効なカリウムや**食物繊維が豊富**で、低カロリーであること。食事にとり入れると、満腹感を得られてカロリーダウンできるので、生活習慣病の根源である**肥満の予防・改善**にも役立ちます。

しいたけのエリタデニンやまいたけのX－フラクションのように、それぞれの食材特有の成分もあり、**降圧や動脈硬化の予防**に役立ちます。

とり方

シンプルな**網焼き**は有効成分を逃さず、低カロリーに仕上がるおすすめの一品。たっぷりとるには、適量の油で**炒めてカサを減らす**のもいい方法です。ただし、とりすぎると、おなかをこわしやすいので1日の摂取量はトータルで50g以内くらいにしましょう。

海藻

海外でも人気上昇中。メタボにも効く降圧食材

効果

ヨーロッパでは海藻を食べる習慣がありませんでしたが、生活習慣病予防の効果が知られるようになり、いまや低カロリーのヘルシー食材として注目されています。海藻は「ミネラルの宝庫」と呼ばれるように、**血圧降下作用をもつカリウム**、**カルシウム**、**マグネシウム**などが豊富。また、アルギン酸やフコイダンといった食物繊維に、ナトリウムを追い出す強力な作用があります。アルギン酸にはメタボ予防、フコイダンには肝機能アップ効果もあり、まさに毎日食べたい優秀食材です。

とり方

わかめは栄養価が高く、使い勝手のいい食材。海藻サラダや酢の物で生のままとるほか、みそ汁に入れたり、うす味の炒め煮にするのもおすすめ。**芽かぶ**も手軽に酢の物にできます。**海苔**《のり》も、まめに食卓へどうぞ。ただし、昆布の佃煮《つくだに》など塩分の多い料理は避けましょう。

そば

そば特有の成分ルチンに強力な降圧作用がある！

効果

つるつるっと食べられるそばは人気の高い食品で、栄養価も優れています。なかでも注目すべきは、そば特有のポリフェノール、**ルチン**。血管を強化して**血圧を下げ**、また、血圧を上昇させる**酵素の働きを抑えて降圧効果を発揮**します。

このルチンを、日本そばの約10倍も含んでいるのが「だったんそば」。中国の内モンゴル付近にある韃《だっ》靼《たん》地方で栽培されており、この地方の少数民族に高血圧患者が極端に少ないことで注目を浴びるようになりました。最近、メニューにとり入れているそば屋さんが増えています。

とり方

そばや**だったんそば**を食事にとり入れましょう。だったんそばは、**乾めん**がスーパーなどで入手できます。また、ルチンは脂肪と一緒にとると吸収率がアップするので、たまに天ぷらそばを楽しむのもいいでしょう。

りんご

皮ごと食べて有効な成分をまるごと摂取しよう！

効果

世界中のりんごを常食している地域では、高血圧の発症率が少なく、長寿をまっとうする人が多いという調査報告があります。これは、ひとえに、りんごに含まれる食物繊維やポリフェノールのおかげです。

りんごの食物繊維は**ペクチン**という水溶性で、余分な**ナトリウムの排出**に役立ちます。また、皮の赤い色素のもとである**ポリフェノールの抗酸化成分**は、**血管の老化を防ぎ**、血圧の上昇を抑えるよう働きます。

とり方

ペクチンやポリフェノールは**皮の赤い部分に多く**含まれるので、できるだけ農薬が少ないものを選び、表面を**よく洗って、皮ごと**食べましょう。また、皮つきのまま、ほかの抗酸化作用の高い食材と組み合わせて、フレッシュジュースにすると、有効成分を効率よくとれます。

［↓P.145］

ヨーグルト

牛乳のカゼイン＋乳酸菌で高血圧やメタボを改善

効果

ヨーグルトは牛乳を発酵させて作られます。そのため、牛乳が持っている成分がそのまま受け継がれ、かつ、発酵の過程で新たな有効成分が生まれます。受け継がれた成分のなかで、高血圧改善に有用なのがたんぱく質の一種である**カゼイン**。体内で**ペプチドに分解**され、そのひとつが血圧を上昇させる**酵素の働きを抑えます**。さらに、新たに生まれた乳酸菌が腸内環境をよくし、**便通をスムーズに**して体内の老廃物をすっきり排泄してくれます。

とり方

ヨーグルトはそのまま食べられるので手軽です。プレーンヨーグルトに抗酸化成分が多いりんご、キウイ、マンゴーなどの**果物を組み合わせる**と動脈硬化の予防効果がアップします。

［→P.144］

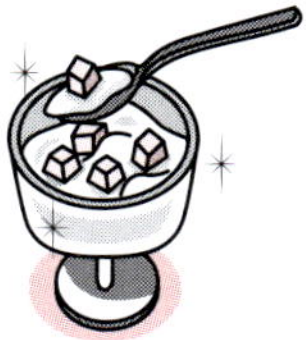

無糖のプレーンヨーグルトに、カットした果物を入れて食べるのもいい

酢

有機酸が血液をきれいに。疲労回復効果もうれしい

効果

ふだん調理に使っている米酢や穀物酢は、おもに米を精製し、発酵させて作られます。その発酵の過程で生まれるのが、**クエン酸**や**酢酸**《さくさん》をはじめとする有機酸という有効成分です。なかでも酢酸には脂質と糖質の代謝を促す働きがあり、**血液の濃縮を改善し**、**血圧を安定**させます。また、クエン酸は抗酸化作用で血管の老化を防ぐうえ、**疲労回復にも効果を発揮**します。

玄米を主原料とし、長期熟成して作られる黒酢にも同じ作用があり、独特のコクと風味を楽しめます。

とり方

酢の物やマリネ、ピクルスなど、まめに調理に酢を使いましょう。**料理の味つけに利用**すると、まろやかな酸味がプラスされ、無理なく塩やしょうゆの使用量を減らせます。水に酢を適量加えるだけの「酢入りウォーター」でとるのも手軽です。

［→P.144・146］

ペプチド

血圧を上昇させる酵素の働きをブロック！

効果

ペプチドは、たんぱく質を構成するアミノ酸の集合体で、さまざまな種類があります。そのなかに高血圧に効く成分があり、**血圧を上昇させる**アンジオテンシン変換**酵素に働きかけてその作用を抑え、**結果、血管の収縮を防いで血圧を低下させます。高血圧に効果のあるペプチドとしては、かつお節オリゴペプチド、カゼインを原料とするラクトトリペプチド、カゼインドデカペプチドなどが代表的です。

とり方

ペプチドが配合された**特定保健用食品（トクホ）でとるのが効率的**です。かつお節オリゴペプチドはインスタントみそ汁や粉末スープ、粉末茶、サプリメント、ラクトトリペプチドは乳酸菌飲料、カゼインドデカペプチドにはドリンク、わかめペプチドはゼリー、ゴマペプチドは麦茶などがあります。**1日の適量を守って**とりましょう。

GABA《ギャバ》

利尿作用を促して血圧を下げ、肝機能もアップ

効果

GABAの正式名称は「γ《ガンマ》－アミノ酪酸《らくさん》」で、アミノ酸の一種です。自然界に普通に存在する成分で、人では脳や脊髄《せきずい》で神経伝達物質として働いています。

GABAには、**腎機能を高め、利尿作用を促して**ナトリウムを排泄し、**血圧を下げる**効果があります。

また、イライラや神経の高ぶりをやわらげたり、肝機能をアップして、二日酔いや悪酔いを防ぐ効果も確認されています。とくに、忙しさが原因でセルフケアが思うようにはかどらない人におすすめの成分です。

とり方

食品では、**発芽玄米、ギャバロン茶**などに多く含まれています。発芽玄米を主食にとり入れたり、ギャバロン茶を食後に飲むのを習慣にするのがおすすめ。トクホでは**乳酸菌飲料**がありますが、有効成分を1日10～20㎎摂取するのが目安です。とりすぎに注意しましょう。

杜《と》仲《ちゅう》葉《よう》配《はい》糖《とう》体《たい》

副交感神経に働きかけて血圧を安定させる

効果

杜仲とは、中国に多い落葉樹で、その樹皮や葉は昔から**五大漢方薬のひとつ**として、不老長寿や滋養強壮などに用いられてきました。日本には奈良時代から平安時代ごろにすでに渡来しており、おもに貴族が用いる高価な薬でした。

その葉に含まれる杜仲葉配糖体という固有成分は、体内で副交感神経に働きかけて、血管の筋肉をゆるませ、**血流をスムーズにして血圧を下げる**ことがわかっています。

とり方

杜仲茶があるので、よく煮出して飲むと、有効成分をきっちり摂取することができます。食後のお茶を杜仲茶に替えて、毎日飲む習慣をつけるのもいいでしょう。

トクホでは、**ドリンク**があります。適量を守って飲みましょう。

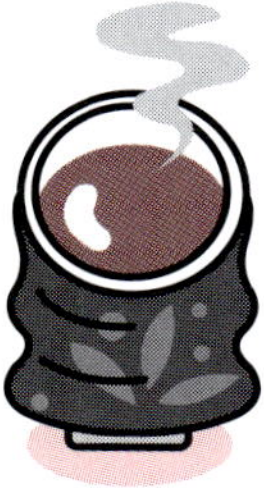

杜仲茶はやさしい味わいのおいしいお茶

料理●検見﨑聡美

血圧サガ〜ル ドリンク

血圧を下げる成分がたっぷり！ 混ぜるだけで完成

１人分70kcal　塩分0.1g

材料【１人分】

ヨーグルト（プレーン）…75mℓ

トマトジュース（無塩）…100mℓ

りんご酢…大さじ1

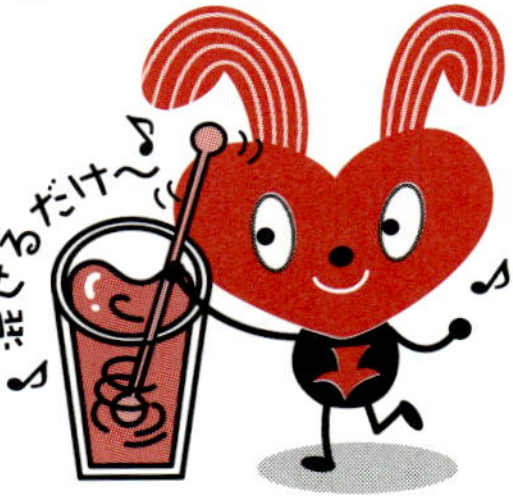

作り方

グラスに全部の材料を入れ、混ぜ合わせてできあがり。

●りんご酢は、お好みのフルーツ酢に変えてもOKです。

**★手作りドリンク＆ジュースは
セルフケアの強い味方！**

降圧効果の高い食材を合わせて作るドリンクや、新鮮な野菜やフルーツで作るフレッシュジュースは、血圧を下げる成分を、簡単に効率よくとれます。日頃飲んでいる清涼飲料水を、ここで紹介している２品に変えてみましょう。続けると、必ず効果が出てきます！

野菜＆フルーツの
降圧フレッシュジュース

降圧効果満点！ 合併症予防の抗酸化成分もいっぱい

１人分36kcal　塩分0g

材料【２人分】

セロリ（茎）…小1/2本（40g）
にんじん…1/2本（100g）
りんご…1/4個（芯なしで50g）
水…150mℓ
※作りやすい2人分の分量を記しています。

作り方

1　セロリ、にんじんは2cm角に切る。りんごは芯を除いて、2cm角に切る。
2　1、分量の水を合わせ、ミキサーにかけてできあがり。

●りんごは皮をよく洗ってから使いましょう。

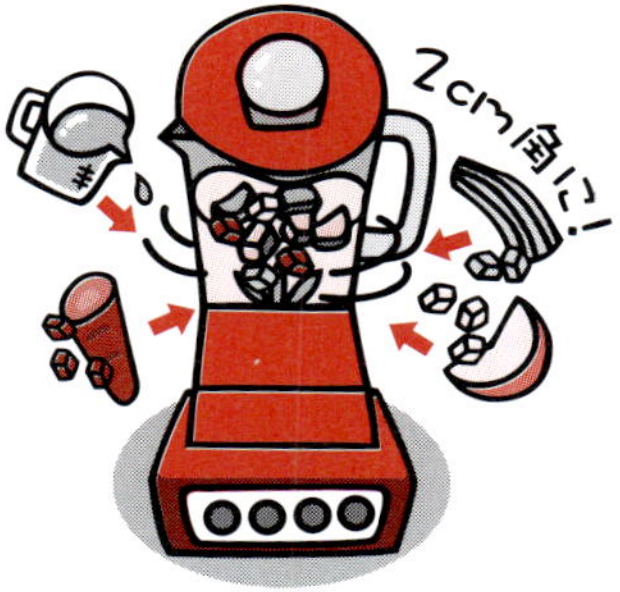

やさしい酢味の和風ピクルス

漬けもの代わりになる野菜の副菜。酢の効果で血圧がサガ〜ル

１人分16kcal　塩分0.6g

材料【作りやすい量：
　１食分×６回】

セロリ（茎）…小1本（80g）
にんじん…1/2本（100g）
赤パプリカ…1個（120g）
しょうが…1片

A
- 赤唐辛子…1本
- 酢…………100mℓ
- 水…………250mℓ
- 砂糖………大さじ1と1/2
- しょうゆ…大さじ2

※セロリ、にんじん、赤パプリカは、皮やヘタを除いた正味量が合わせて300gほど。

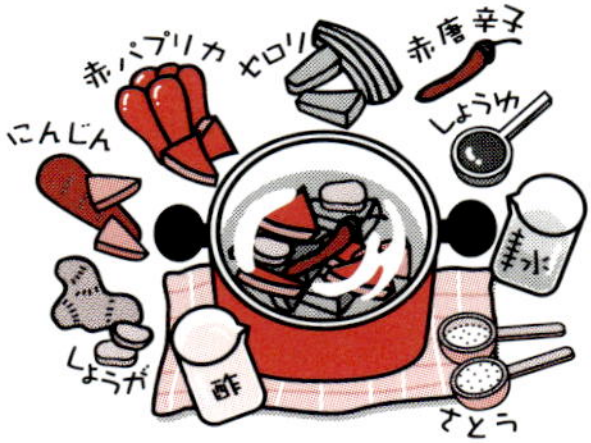

野菜に熱が入らないよう、漬け汁が十分冷めてから漬け込む

作り方

1　小鍋にAを合わせ、中火で一煮立ちさせ、火からおろして冷ます。

2　セロリはスジを取り除き、長めの乱切りにする。にんじん、パプリカも、同じような大きさに切る。しょうがは薄切りする。

3　1の鍋に2を入れて漬け、常温で5〜6時間おく。

●密閉容器に入れて冷蔵保存し、6〜7日ほどもちます。

カリウムたっぷり いものきんぴら

血圧を下げるカリウムと食物繊維が豊富。塩分もひかえめ！

1人分99kcal　塩分0.3g

材料【作りやすい量：1食分×4回】

じゃがいも…1個（150g）
さつまいも…小1本（150g）
サラダ油…大さじ1/2
カレー粉…小さじ1
A［湯…………50mℓ
　みりん……小さじ1
　しょうゆ…大さじ1/2］

※さつまいもは皮をよく洗い、皮つきのまま用います。

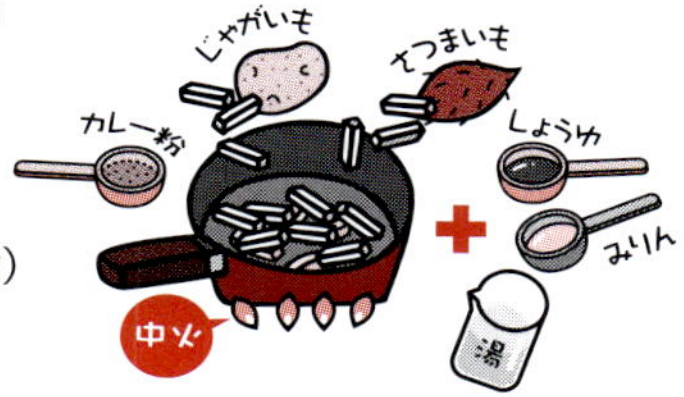

常備菜としても使える重宝レシピ。作り方も簡単！

作り方

1　じゃがいも、さつまいもは、4cm長さ、5mm角の細切りにし、水に10分ほどさらし、ざるにあげて水気をきる。
2　フライパンにサラダ油を中火で熱し、1を入れて炒める。表面の色が変わったら、カレー粉を加えて炒める。カレー粉がいもになじんだら、Aを順番に加え、汁気がなくなるまで炒めてできあがり。

●お好みで、カレー粉小さじ1を、七味唐辛子小さじ1/4に変えると、和風味の仕上がりになります。
●密閉容器に入れて冷蔵保存し、4〜5日ほどもちます。

揚げない 鶏の唐揚げ

高カロリーの代表格料理は、電子レンジ使いの裏技で、おいしさはそのままに、カロリーを大幅ダウン！

１人分225kcal　塩分0.6g

材料【２人分】

鶏手羽元…6本（300g）

A
- しょうゆ…小さじ1
- はちみつ…小さじ1/2
- こしょう…少々

かたくり粉…小さじ2

サラダ油…小さじ1

レモン…適量

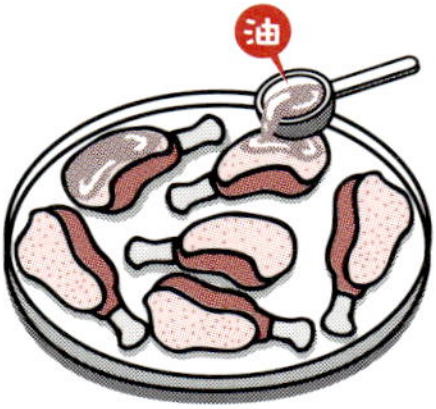

鶏肉の上部表面に油をぬるように、均等にかけていく

作り方

1　鶏肉に混ぜ合わせたAをもみこみ、室温で30〜40分おく。

2　1にかたくり粉をふり、よくもみこむ。

3　耐熱皿に2を重ならないように並べ、サラダ油をかける。電子レンジ600Wで、ラップなしで8分加熱する（500Wの場合9分30秒）。

4　皿に盛り、減塩のため、レモンを搾っていただく。

●つけ合わせには、お好みの野菜（グリーンレタス、ミニトマトなど）を添えましょう。

ヘルシーベジカツ

どうしても揚げ物が食べたいときの、おすすめレシピ。
降圧食材セロリを芯にし、栄養、味、食べ応えとも満点！

1人分190kcal　塩分0.2g

材料【2人分】

豚もも肉（薄切り、赤身）…100g
セロリ（茎）…大1本（120g）
衣
- 小麦粉…適量
- 溶き卵…適量
- パン粉…適量

揚げ油…適量

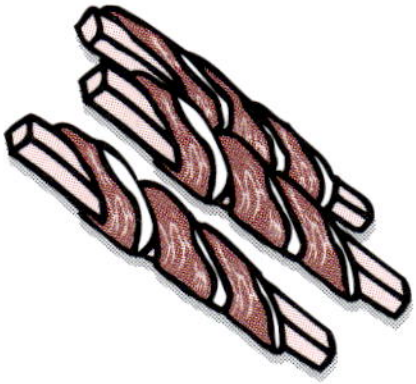

豚肉はセロリの中央2/3ほどに斜めに巻きつける。衣は豚肉につけるだけでOK

作り方

1 セロリはスジを取り除き、12～13cm長さ、7～8mm角の棒状に切り、10本用意する。豚肉は10等分する。
2 セロリに豚肉を巻きつけ、小麦粉、溶き卵、パン粉の順に衣をつける。小麦粉と溶き卵は薄くまんべんなくつけ、パン粉は軽く押しながらつけると、衣が厚くならず、カロリーをダウンできる。
3 フライパンに揚げ油（2cm高さほど）を用意して170～180℃に熱し、2を入れて、カラリと揚げる（目安時間2～3分）。
4 油をきって、皿に盛りつける。

●つけ合わせには、お好みでミニトマトなどを添えましょう。

COLUMN

私の血圧コントロール法 3

48歳男性・会社員／6か月で血圧が
162/102mmHg→138/87mmHg

45歳で高血圧と診断されて薬物治療を開始。薬を飲んでいれば大丈夫、と思っていたのですが、高血圧で薬を飲んでいた同僚が、仕事中に心筋梗塞《こうそく》になり、緊急入院に。薬だけに頼るのは100%ではないと知り、食生活の改善を始めました。妻と一緒に減塩料理を試してみたところ、想像以上のおいしさで長続き。油っこい料理も自然に減り、それにつれて体脂肪がとれ、血圧が降下。

主治医によると、正常域まで安定して下がると、薬をやめることもできるとのことで、今はそれが目標です。

53歳女性・会社員／3か月で血圧が
142/92mmHg→129/84mmHgに

デスクワークのため体を動かす時間が少なく、また、50歳を超えるころから、職場でのストレスが増え、好きなワインを飲む量と洋菓子・和菓子を食べる機会が倍増。年々体重が増え、健診での各検査値も上がり、とくに血圧と中性脂肪値が高くなりました。

このままでは見た目も健康状態も悪くなると思い、セルフケアを開始。ストレッチを毎日の習慣にし、ワインは食事の友として適量を楽しむように。1日3食をきちんととると、お菓子の量も減り、体重が減るにつれ、血圧も下がってきました！

PART 5

血圧を下げるらくらく運動&ツボ
——おなか周りもすっきり!

ニコニコペースの運動で血圧は下がる！

運動習慣がない人が、始めようとして、ついつい先延ばしになるのが、毎日の運動。「面倒くさい」「たいへんそう」と思うからでしょうが、高血圧の人に向くのは、ニコニコペースでできる軽めの運動です。始めてみると、けっこう簡単に続けられ、**血圧が下がり、おなかが引き締まり、メタボの予防・改善にもなる**と、いいことづくめ。ぜひ始めて、効果を実感しましょう。

運動で血圧が下がるのは、全身の血流がよくなって末梢《まっしょう》血管抵抗（25ページ）が少なくなるためです。さらに、運動には、血圧調整に関わるホルモンであるレニン・アンジオテンシン系の働きを正常化する効果もあるので、それによって体内のナトリウム量が調整され、血圧が下がります。

★ニコニコペース運動の算出法

138－(年齢÷2)＝[1分間の脈拍数]

※最初はあまり数値にこだわらず、気持ちいいと感じるペースで行うのでOKです。

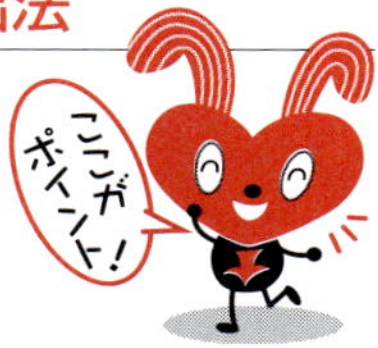

注意

・高血圧の人には、高強度の運動や競技は向きません。血圧の急上昇の原因になるので、ひかえてください。
・重症の高血圧の人、心臓病のある人は、運動を始める前に必ず、医師のメディカルチェックを受けてください。
・体調が悪いときは無理して運動を行わず、また、運動中に体調が悪くなったらすぐにやめてください。

ニコニコペースの運動は、ニコニコと会話しながらできるペースの運動のこと。**軽く息がはずみ、ちょっと汗ばむ程度**が、体で感じる目安です。運動時間は、**毎日30分以上**行うのがベスト。まとめて時間がとれない場合は、**1回10分以上×3回でもOK**です。毎日行えないときは、**週5日以上**を目指しましょう。

運動の種類は、ウォーキングなどの有酸素運動に、ストレッチや軽めの筋力トレーニングを組み合わせるのが理想的です。運動習慣がない人、高齢の人には、島田和幸先生が考案した「血圧を下げるニコニコ体操」がおすすめです（156～163ページ）。

日常動作を運動にしよう！
――ながら運動のすすめ

「今日から運動しよう」と決意しても、スポーツウエアに着替えての運動は、忙しさもあってなかなか時間がとれず、三日坊主に終わりがち。これから運動を始める人は、まず生活のなかでの運動量を増やしてみましょう。

たまにキツイ運動をするより、〝ながら運動〟でも毎日続けていくことが、効果アップにつながります。

通勤している人や外出の機会が多い人は、移動の時間を利用しましょう。

- 目的地の**ひと駅手前で降りて歩く**。
- マイカーを使わず、**電車**や**バス**を使う。
- 駅などではエスカレーターやエレベーターを使わず、**階段**を使う。

●信号待ちの間は**つま先立ち**（1回10秒を3～5回ほど）する。

また、家にいても、炊事や掃除、買い物などの家事で体をこまめに動かすようにすると、いい運動になります。

●キッチンに立っている間に、**おしりの筋肉をキュッと引き締める、かかとの上げ下ろし**（かかとを上げて2～3秒静止し、ゆっくり下ろす動作を10回ほど）をする。

●掃除機がけやモップがけは**背すじを伸ばし**下半身を屈伸させて行う。

●買い物は遠くのスーパーまで**歩く**。

空いた時間や休日も、家でのゴロ寝をやめて、外に出かけましょう。公園や美術館、デパートなどを歩いて回ると運動になり、気分転換にもなります。

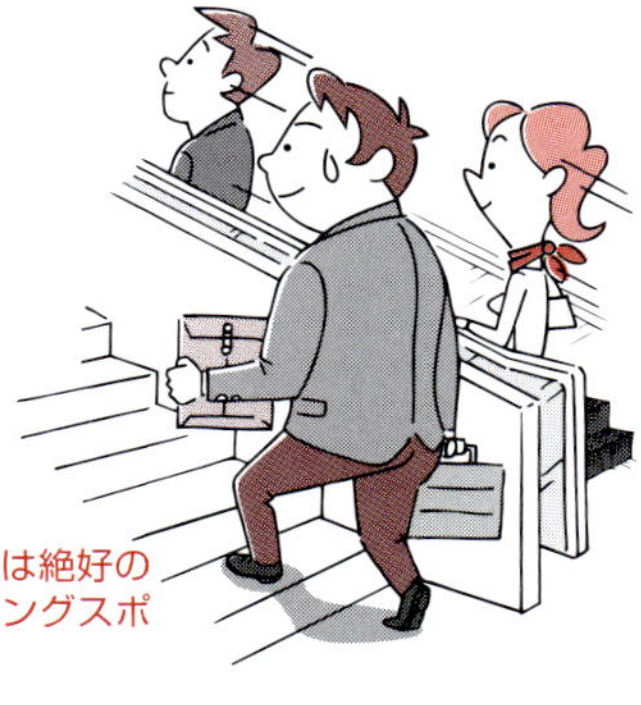

駅の階段は絶好のトレーニングスポット！

島田先生考案！血圧を下げるニコニコ体操

私たちは「動物」、すなわち「動く物」。動くことによって筋肉が働き、血液がスムーズに流れるようになっているのです。だから、運動をすれば、血圧は自然に下がります。そこで、高血圧の専門医である島田和幸先生が考案したのが、血圧を下げるリズミカルな運動「ニコニコ体操」です。

体操に動物の動きをとり入れているのが特徴で、今まで運動習慣がなかった人や高齢の人も、笑顔で楽しみながら行えます。

毎日、続けて行うことで、ひとつひとつの運動を自然に覚えられます。立って行うのがきつい人は、左ページのようにイスに座って行うのもいいです。

ニコニコ笑顔で
行えます！

血圧を下げるニコニコ体操

① くじゃく運動（P.158）
② いもむし運動（P.159）
③ ペンギン運動（P.160）
④ とんび運動（P.161）
⑤ りす運動（P.162）
⑥ 白鳥運動（P.163）

1日1回以上でOK!
1回は約5分

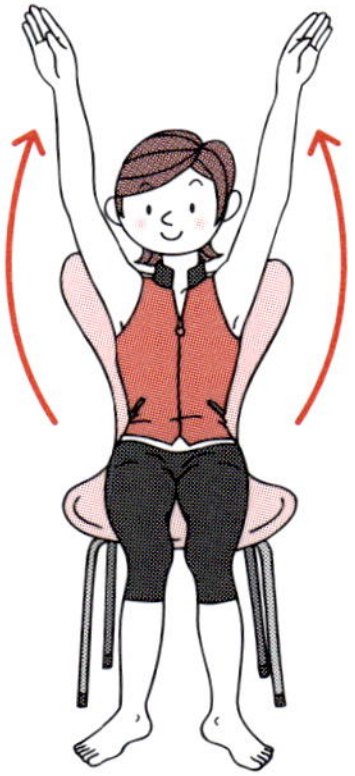

腕と手、足を運動法と同じように動かします。食卓のイスなど、背もたれ付きの安定感のあるイスを使います

★ニコニコ体操の行い方の基本

・①〜⑥まで続けて行って約５分です。ひとつの運動だけ行っても効果があります。
・ニコニコペースで無理なく行います。
・動物の動きをイメージして楽しい気持ちで動きます。
・運動習慣がない人、高齢の人は、イスに座って行ってもＯＫです。

※収縮期血圧が180mmHg以上、または拡張期血圧が110mmHg以上の人には、この体操は向きません。どういう運動がいいかについての詳細は主治医に相談してください。
※運動の行い方は、P.158〜163にあります。

1 くじゃく運動 5回

呼吸をととのえ、
全身の緊張を解いて
ウォーミングアップ

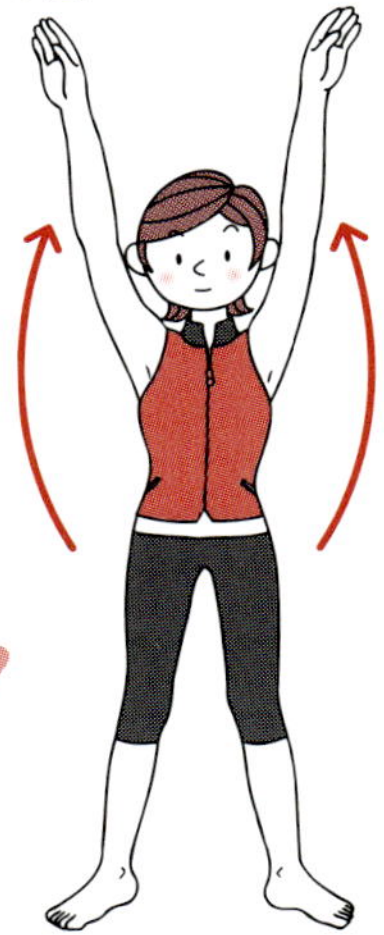

1
両足を肩幅に開いて、両手を下ろす。息をゆっくり吸いながら、両腕をまっすぐ上げ、上まで伸ばしたら、手のひらを外側に向ける。

Point 背すじを伸ばし、胸を張って行う

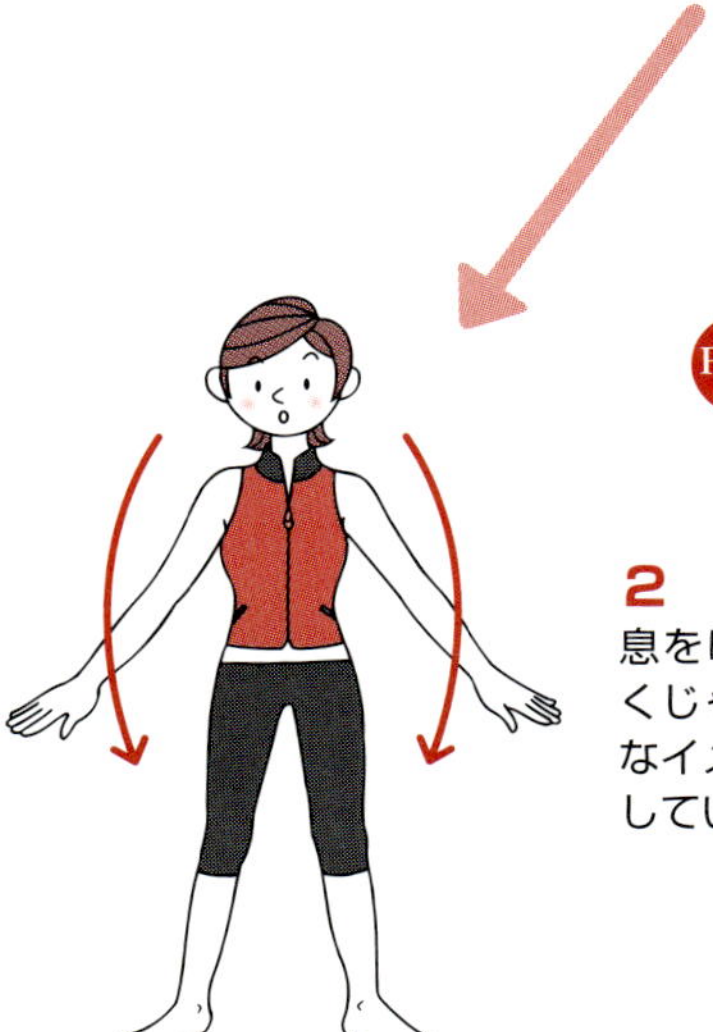

2
息をゆっくり吐きながら、くじゃくが羽を広げるようなイメージで、両手を下ろしていく。

2 いもむし運動　左右交互に5回

足の筋肉を動かして
末端の血管から
血行を促進

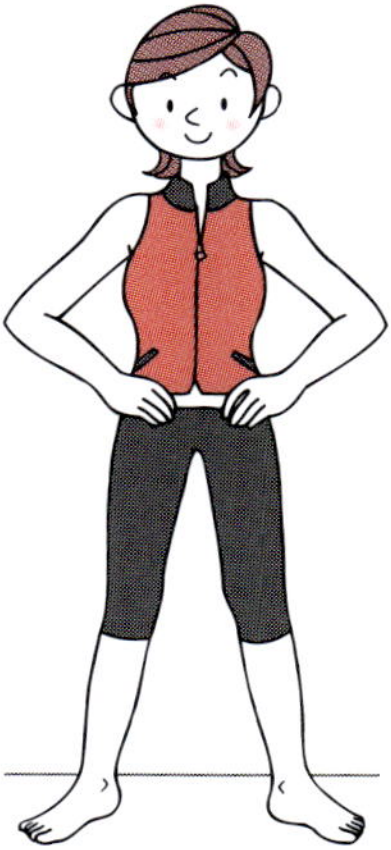

1

両足を肩幅に開いて、両手を腰にあてる。左足の指をギュッと折り曲げ、足を斜め左前方に進める。

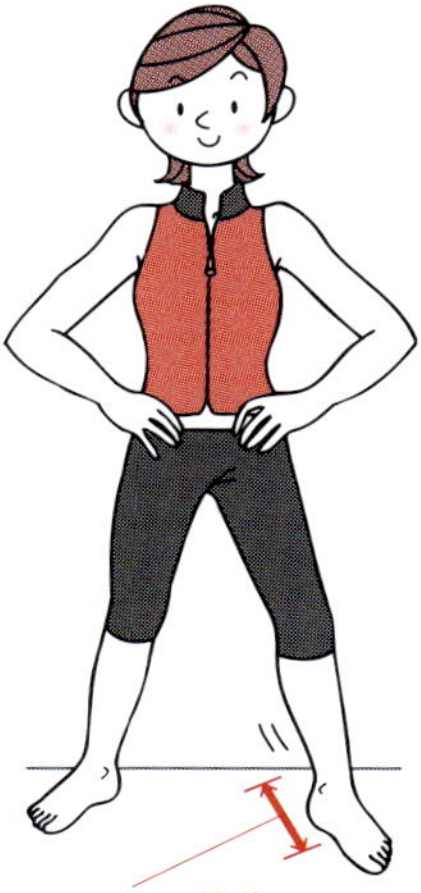

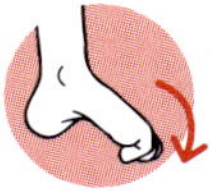

足の指を折り曲げると同時に、かかとと土踏まずをギュッと縮めて前に引き寄せる。元に戻しながら足を前に進める。いもむしが床を這《は》うようなイメージで。

2

足の指を元に戻す。この動きを3回繰り返したら、進めた足を戻し、右足も同様に行う。

 ※体操の行い方は P.160 に続きます。

3 ペンギン運動　左右交互に5回

ふくらはぎの筋肉を
刺激して血流を高める

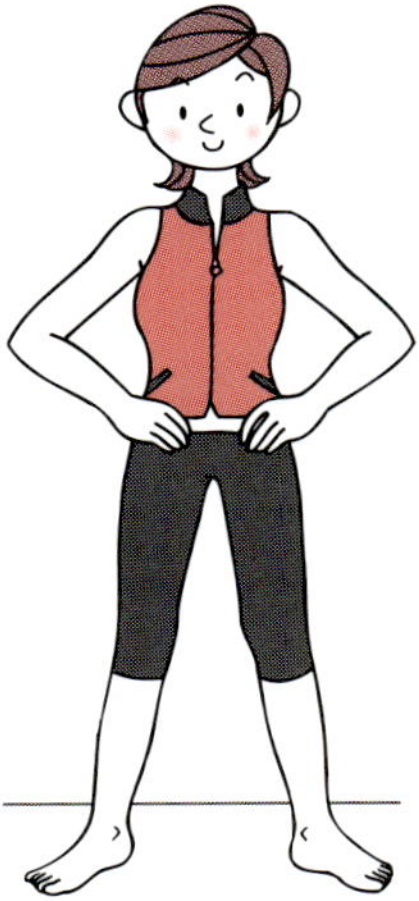

1
両足を肩幅に開き、両手を腰にあてる。

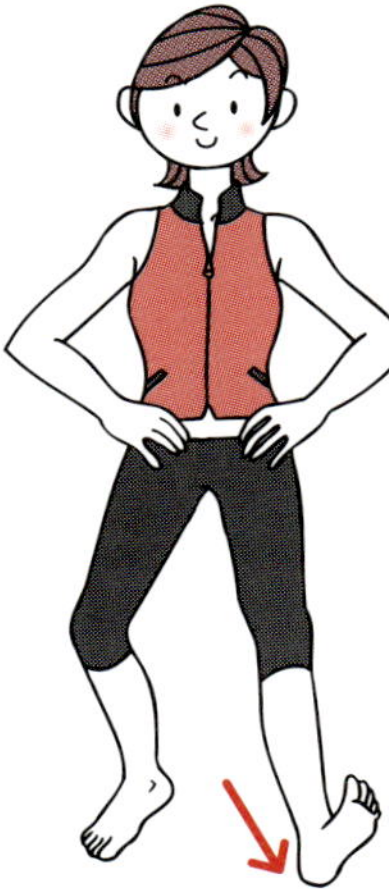

2
左足を斜め前に出して、床にかかとをつけ、ふくらはぎを伸ばす。元に戻して、反対の足も同様に行う。

Point　つま先をしっかり上に向けて、かかとをつける

4 とんび運動

左右交互に5回

体を大きく動かして、
全身の血管を刺激する

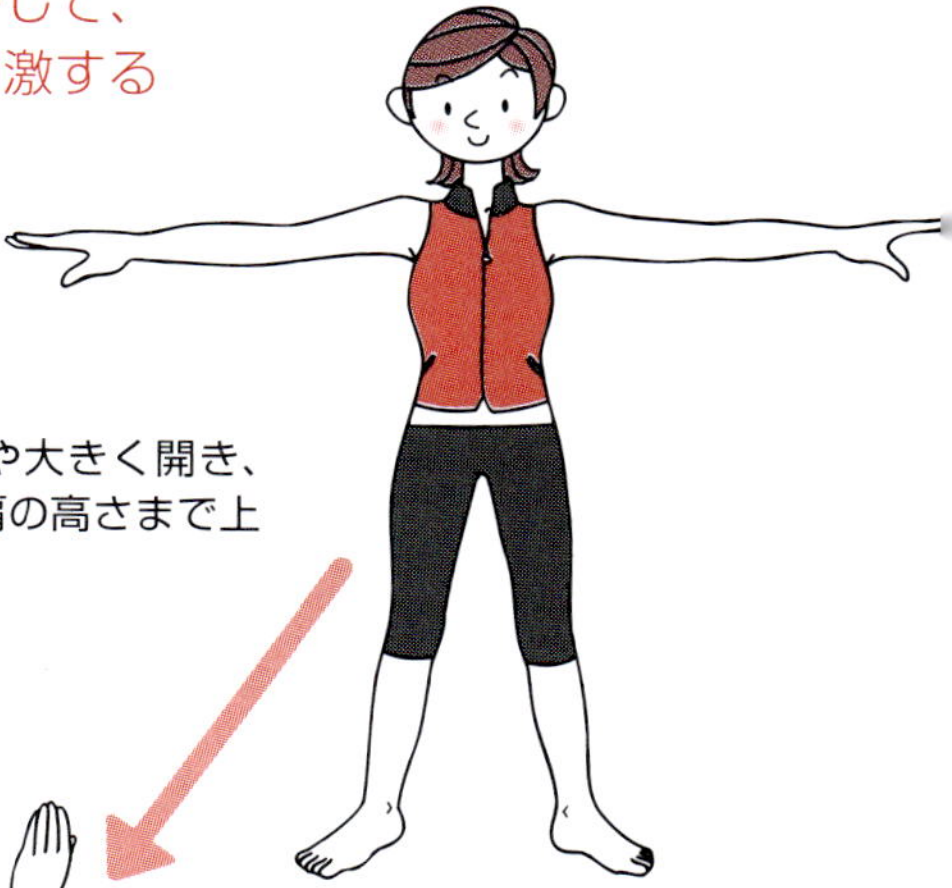

1

両足を肩幅よりやや大きく開き、両手を伸ばして、肩の高さまで上げる。

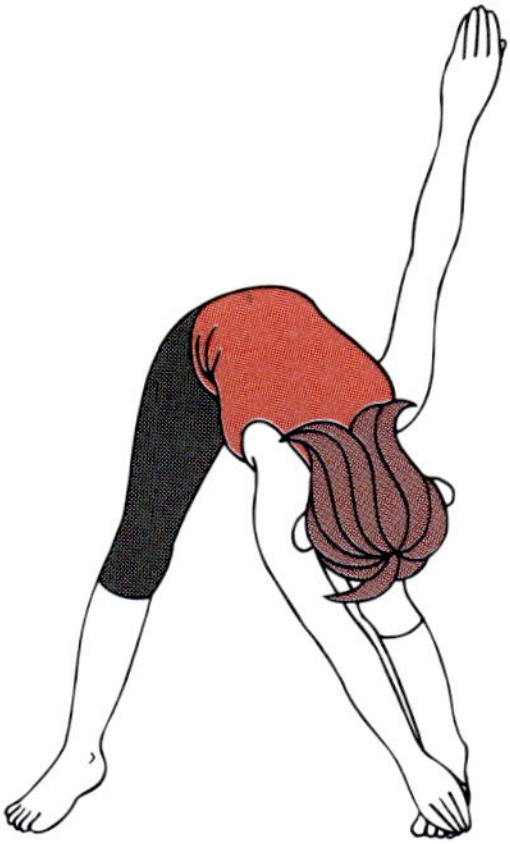

2

右手で左足のつま先を触るよう、体を大きくひねりながらゆっくり前に倒す。とんびが空を飛ぶイメージで。元に戻し、反対側も同様に行う。

Point 手がつま先につかない場合は、無理のない範囲で体をひねればＯＫ

 ※体操の行い方はP.162に続きます。

5 りす運動

左右交互に５回

体中の筋肉を使って
大きく動き、
全身の血行をアップ

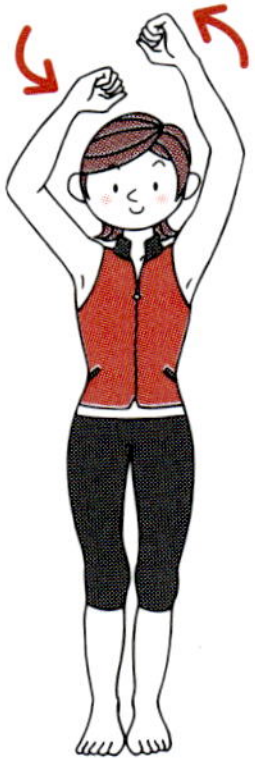

1

両足を肩幅に開き、両手を頭の上まで上げて軽く握り、クルクルと回す。

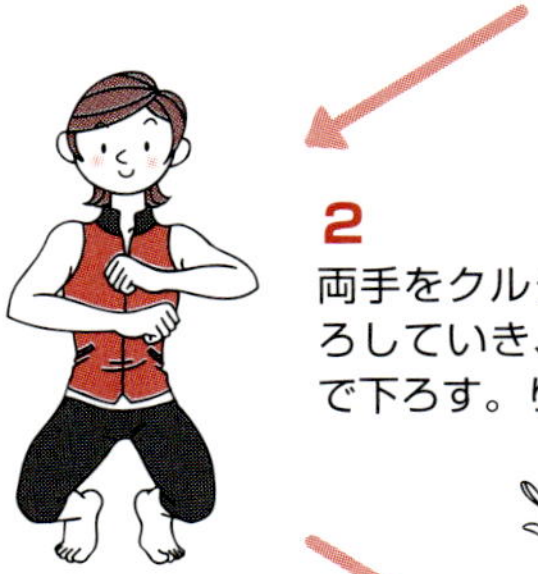

2

両手をクルクル回しながら、腰を下ろしていき、同時に両手を膝の前まで下ろす。りすの動きのイメージで。

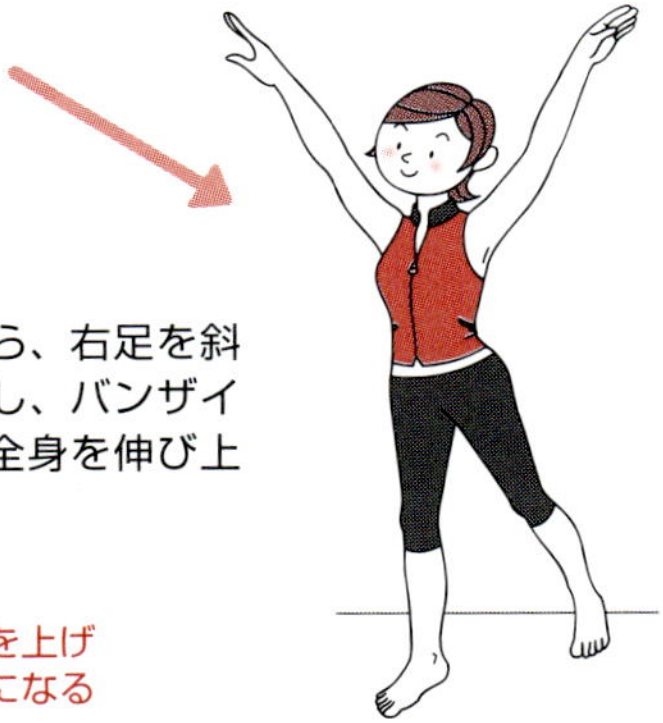

3

腰を下ろした姿勢から、右足を斜め前方に一歩踏み出し、バンザイのポーズをとって、全身を伸び上がらせる。

Point 後ろ足はかかとを上げて、つま先立ちになる

6 白鳥運動 5回

最後に、
肩から指先までの血流を
促してクールダウン

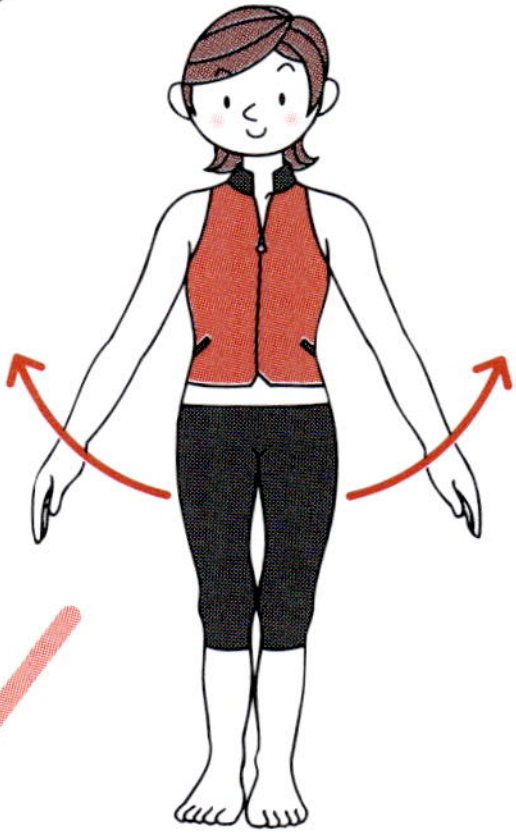

1

足を閉じて立ち、両手を肩ぐらいの高さに広げて伸ばしていく。

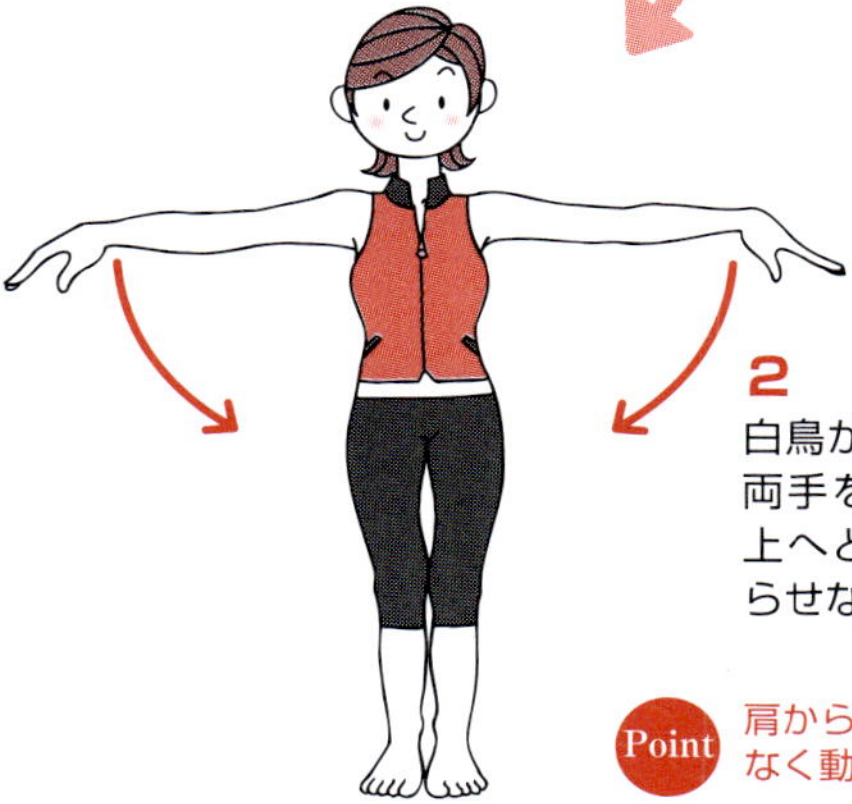

2

白鳥が羽ばたくイメージで、両手を上から下へ、下から上へとリズミカルに、しならせながら動かす。

Point 肩から指先まで、まんべんなく動かすよう意識する

ストレッチを習慣化すると、いろいろ得をする!

それなりの年齢なのに、おなか周りがスッキリしていて、姿勢もよく、若々しい印象の人がいますよね。その秘訣を聞いてみると、「毎日ストレッチをしている」という人がけっこう多いです。ストレッチは、「運動前後の準備・整理運動」としてよく知られていますが、**それ自体が効果的なトレーニング**なのです!

簡単にできるので、長続きさせやすいのもメリット。体をギュ〜と伸ばすと、気持ちよく、体の疲れも少しずつとれてきます。

血圧を下げるための運動として、日本高血圧学会がすすめるのは、ウォーキングなどの有酸素運動、ストレッチ、軽めの筋力トレーニングの組み合わせです。ストレッチには、かたくなった関節の可動域を広げ、体の柔軟性を高める

★ストレッチの行い方の基本

・1つの動きを20秒前後×1回行う。体のかたい人は10秒前後×2回でもいい。
・息を止めずに、ゆっくりした自然呼吸で行う。
・反動をつけずに行う。
・伸ばしている部位を意識する。
・無理をせず、気持ちよく感じる強度でOK。

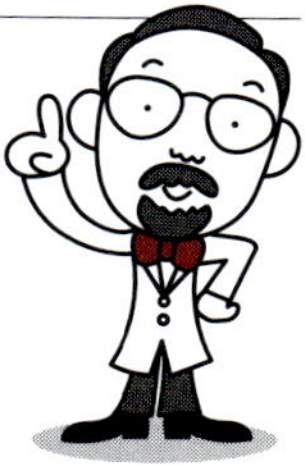

とくに、朝や寒い時期は、運動前後に必ずストレッチを！

効果があるので、**健康を守る体のベースを作りやすい**からです。また、有酸素運動を安全に行うための準備・整理運動としても大切です。

166～175ページで、簡単に行えるストレッチ、おなかを凹《へこ》ませる軽めの筋力トレーニング、ウォーキングの行い方を紹介しています。「血圧を下げるニコニコ体操」に慣れてきたら、ぜひ、この運動セットにもチャレンジしてみましょう。血圧を下げる効果が一段とアップします。

「今日は疲れて何もできない」というときも、眠る前にストレッチだけでも行っておくと、寝つきや翌朝の目覚めがよくなるはずです。

胸を伸ばす

◎肩こりにも効果あり

あぐらをかいて座り、両手を背中の後ろに回して組む。息をゆっくり吐きながら、両手をグーッと引いて、胸を伸ばす。

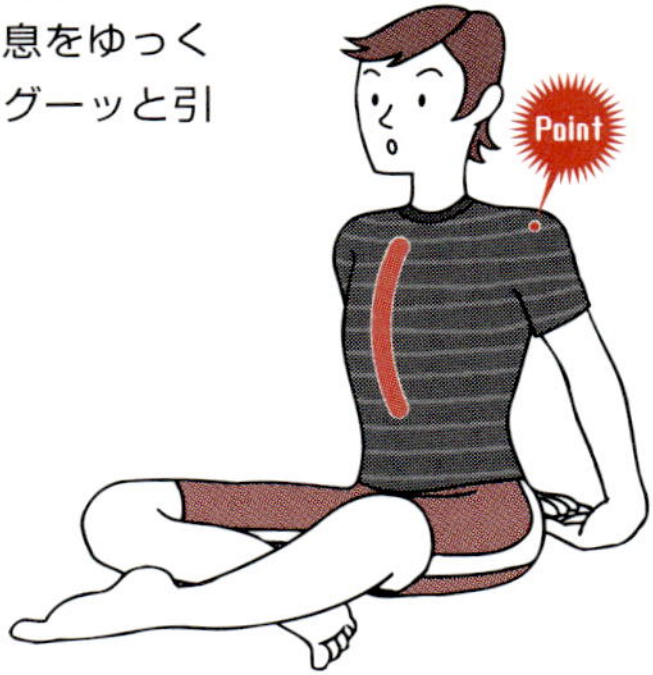
腕を引くとき、肩を上げないように気をつける
Point

背中を伸ばす

◎ボールを抱えるつもりで

あぐらをかいて座り、大きなボールを抱えるつもりで、体の前で両手を組み、同時に背中を丸める。息を吐きながら、両手を前に、背中を後ろに引く。

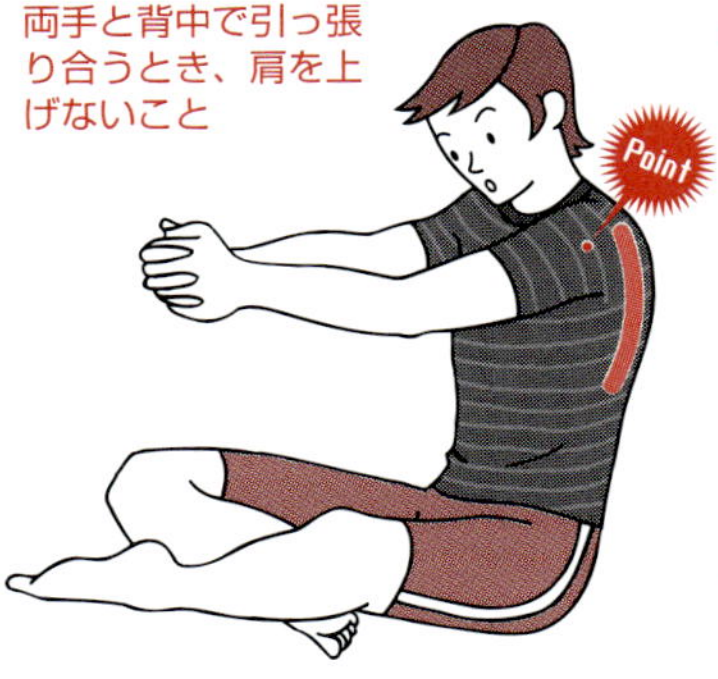
両手と背中で引っ張り合うとき、肩を上げないこと
Point

肩を伸ばす

◎疲れたときの肩こり予防に

背すじを伸ばして座り、右腕を下から左腕で受ける。息をゆっくり吐きながら、右腕を体の左脇に引き寄せる。元に戻し、反対側も同様に行う。

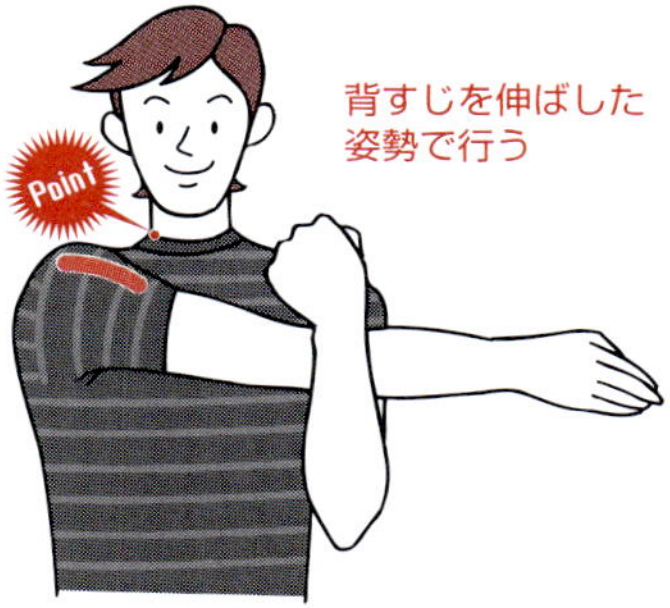
Point
背すじを伸ばした姿勢で行う

PART 5

体の脇を伸ばす

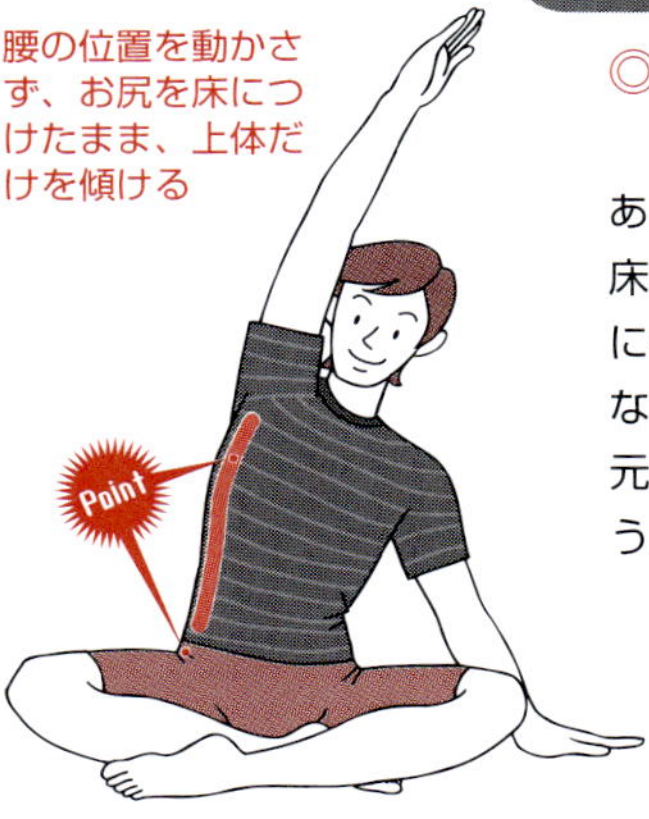
腰の位置を動かさず、お尻を床につけたまま、上体だけを傾ける
Point

◎日頃伸ばさない脇のいい運動

あぐらをかいて座り、左手を床につけ、右手をまっすぐ上に伸ばす。息をゆっくり吐きながら、上体を左に傾ける。元に戻し、反対側も同様に行う。

もも前部を伸ばす

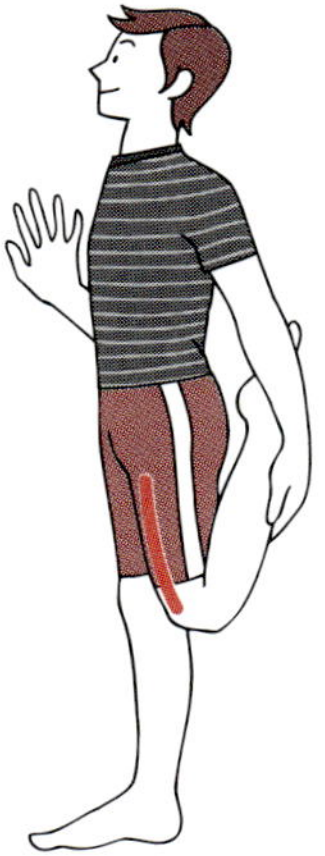
持ち上げる足の膝の位置は、反対の足の膝と並ぶくらいか、少し後方になるよう引き上げる

◎足先をお尻に近づけるのがコツ

壁に対して横を向いて立ち、右手を壁にあて、左手で左足を持ち上げる。元に戻し、右足も同様に行う。

腰・もも後部を伸ばす

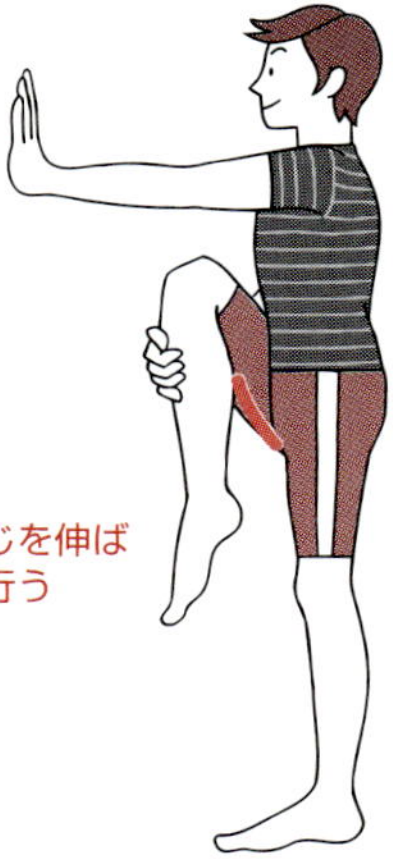
背すじを伸ばして行う

◎お尻と太ももを一緒にストレッチ

壁に向かって立ち、左手を壁にあて、右足を上げて右手で抱える。元に戻し、左足も同様に行う。

ふくらはぎを伸ばす

◎下半身の血行を促進する

つま先を前に向けて、足を前後に開く。両手を前の膝の上にのせて膝を曲げ、体重を前足にかけて後ろの足のふくらはぎを伸ばす。元に戻し、反対側も同様に行う。

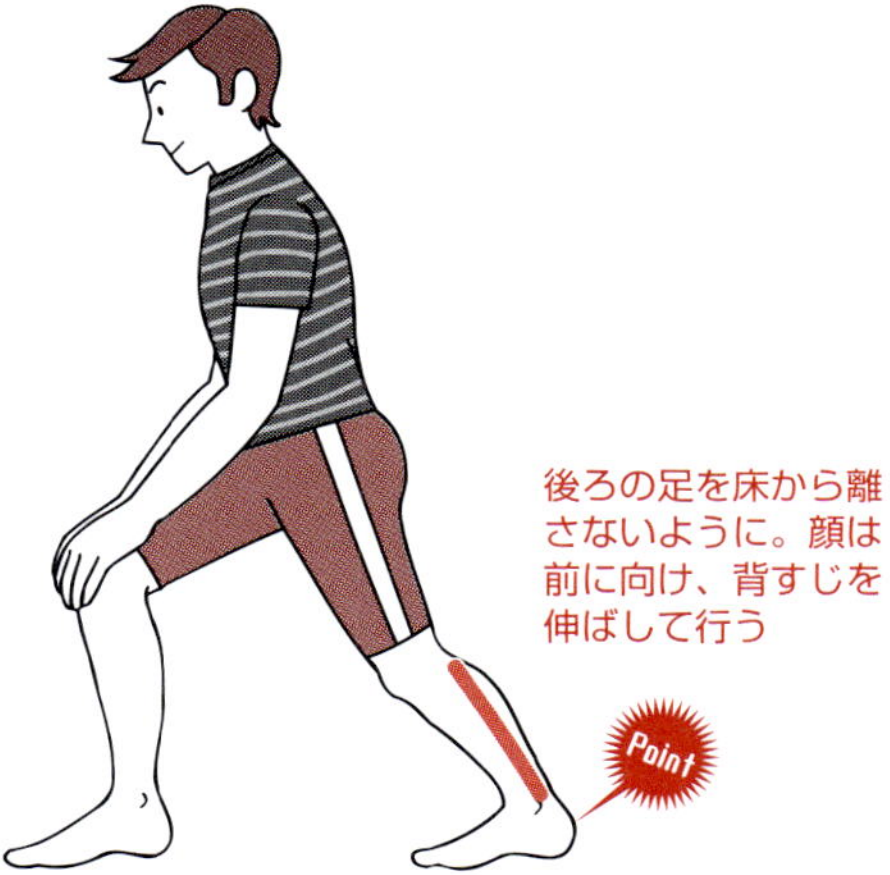
後ろの足を床から離さないように。顔は前に向け、背すじを伸ばして行う
Point

★デスクワークにも立ち仕事にもよいストレッチ

同じ姿勢を長く続けていると、下半身の血行が悪くなります。仕事の合間に適宜休みをとって上記のストレッチを行うと、血行を促進するのに効果的。デスクワークの人は立って歩くだけでも、下半身の血行改善に役立ちます。

ぽっこりおなかを凹《へこ》ませる簡単筋トレ

おなかに内臓脂肪がたっぷりついた**メタボ状態は、血圧を上げる**大きな原因のひとつ。高血圧以外の生活習慣病も発症しやすくなるうえ、見た目もイマイチです。おなかを凹ませる運動をとり入れて、おなかを引き締め、見た目もカッコよくなりましょう！　おすすめなのが、短時間でできる筋トレです。寝たままの姿勢でできるので、朝起きたときやゴロンと横になったときの習慣にするのがおすすめです。効果を出すには継続が大事なので、まずは1か月続けてみましょう。**おなかが締まってくると代謝がよくなって、**太りにくい体に変わっていきます。また、腹筋が鍛えられると内臓が正しい位置に矯正されるので、姿勢がよくなって、若々しい印象になります！

腹横筋《ふくおうきん》トレーニング

腹筋の深層部に刺激を与えながら、腹式呼吸をゆっくり行うことで、腹部全体の筋肉を引き締めます。寝たまま簡単に行えるので、忙しいときでも継続しやすい運動です。腹式呼吸によるストレス緩和効果もあります。

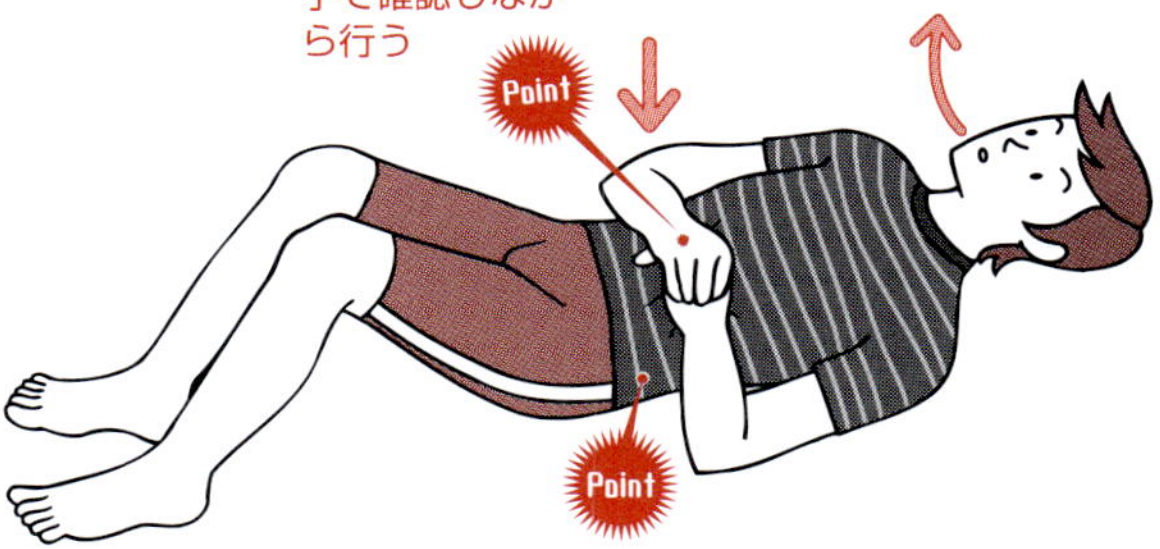

おなかの動きを手で確認しながら行う
Point
Point
全身の力を抜いて、リラックスした状態で行う

1　あお向けに寝て両膝を立て、両手をおなかの上で重ねる。おなかから息を吐きだすイメージで、息をゆっくり吐きながら、おへそを背中に近づけるように凹ませる。

2　息を吐ききったら、おなかの力を一気にゆるめ、次に、鼻から息を吸って、おなかをふくらます。息を吸う時間より、吐く時間が長くなるよう意識しながら、ゆっくり10回繰り返す。

"歩く"だけでも血圧はぐんぐん下がる！

通勤で歩いたり、買い物で歩いたり、「歩く」という行為は、誰でも日常生活で行うものです。だから、特別に「運動をしよう」と決意しなくても、自然に始められるのが「歩く」こと。じつに手軽で簡単な運動ですが、歩くことには、**内臓脂肪を減らし、血圧や血糖値を下げるといった効果**があります！

さらに脳を活性化させたり、ストレスを解消したりするのにも有効です。運動としては低強度ですが、毎日繰り返し続けることで、確実に血圧を下げるすぐれた運動なのです。

まずは、日常生活のなかで「歩く」ことを心がけましょう。歩くときは背すじをピンと伸ばし、おへその下に力を入れるよう意識します。

★効果を上げる歩き方

1日トータルで30分程度、週に3日以上歩くことを目標に

慣れてきたら、1日トータルで30分～1時間、週5日以上歩くことを目標にする

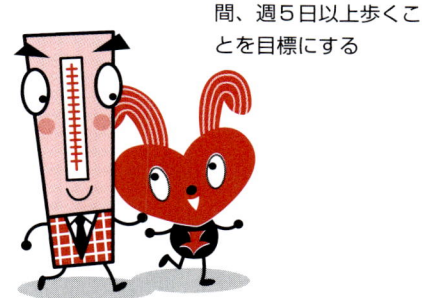

歩くことは、血圧を下げる簡単で確実な方法！

「速足で10分歩いたら、速度をゆるめて5分歩く」を繰り返し、無理をしないで歩く

歩くときは背すじを伸ばし、おへその下に力を入れて歩く

歩き始めてから、10分くらいたつと体脂肪が燃えてくるので、1日に30分以上歩くのが有効です。続けて歩くのが無理であれば、**10分以上×3回のパターンでも効果が**あります。

歩くようになると血圧が下がるだけでなく、その分のカロリーが消費されるので、自然に肥満が改善され、メタボの予防・改善にも有効です。

ウォーキングを始めて、降圧効果をアップ！

歩くことに慣れてきたら、かっこよくウォーキングを始めてみましょう。同じ歩くという行為でも、ウォーキングになると、**脂肪を燃焼する効果がアップ**し、血圧がぐんぐん下がります。

ウォーキングを始めるには、まずウォーキングシューズなど、運動用の靴を用意すること。ウォーキングで筋肉や関節を痛めないためには、足にフィットした靴を履《は》き、正しい姿勢で歩くことが大切です。用意がととのったら、さっそく外に出てみましょう。最初はがんばりすぎがちですが、まずは姿勢を正して歩くことがいちばん大切。行う時間や慣れるポイントは、173ページと同じです。最初に無理しないことが、習慣化のコツです。

★効果が出る！ウォーキングのコツ

顔はまっすぐ正面に

あごを軽く引いて顔を正面に向け、視線は10〜15m先を見るように。頭がまっすぐ上に引っ張られるようイメージ

腰から前に進む

胸を張って背すじを伸ばし、お尻の筋肉に力を入れる。腰から前に進むイメージで歩く。腰の位置が上下に揺れないよう意識

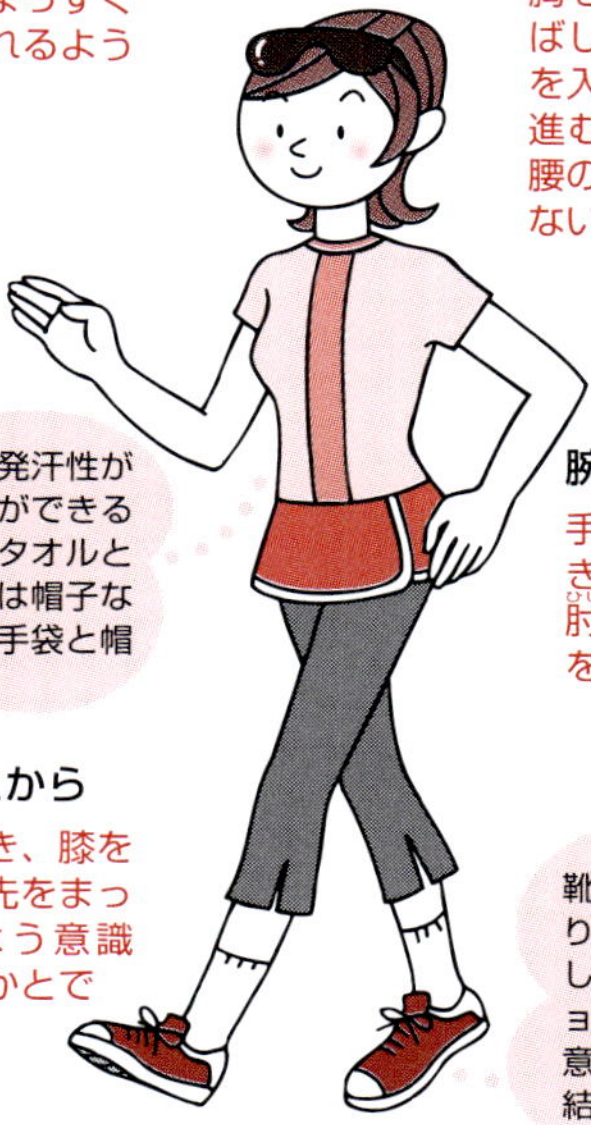

服装は吸湿性・発汗性があり、体温調節ができるものがベスト。タオルと水を携帯し、夏は帽子などを用意。冬は手袋と帽子で防寒して

腕は自然にふる

手のひらを軽く開き、肩の力を抜いて肘《ひじ》を直角に曲げ、腕を自然にふる

着地はかかとから

足を上げたとき、膝を伸ばし、つま先をまっすぐ上げるよう意識し、着地はかかとで

靴は、つま先に余裕があり、土踏まずがフィットし、靴底に厚みとクッション性のある運動用を用意。靴ひもは履くたびに結び直す

着地後は親指側に体重を

着地したら、かかとから親指に向かって体重移動する。歩幅は「自分の身長－100㎝」を目安に

ツボ刺激で血流を改善しよう!

ツボ指導●李《り》 昇昊《すんほ》

東洋医学では、体の機能をととのえるエネルギーを「気《き》」「血《けつ》」としてとらえ、全身に張りめぐらされた14本の「経絡《けいらく》」が流れていると考えます。この経絡に点在しているのが「ツボ」で、おもなものだけで約360個。この**ツボを刺激することで気や血の流れがスムーズに**なり、全身の健康状態がよくなるというわけです。東洋医学には「血圧を数値でみる」という考えがないため、高血圧は「肝《かん》」と「腎《じん》」のバランスのくずれから血液がドロドロになり、その結果、現れた症状であると考えます。ツボを刺激するときは、**同じツボに対して1週間ほど行ってみます**。刺激が体になじんできたら、そのツボは**体質に合っている**ので、続けましょう。変化がなければ、押す位置を少しずらして試してみます。

★初めてでも簡単！ツボ刺激の行い方

◎ツボの見つけ方

押したときに「かたくグリグリしている」「ズシンとひびく」「気持ちがいい」場所を探すこと。ツボは点ではなく、指先ほどの大きさがあり、多少ずれても続けることで効果がアップします。

◎行う回数＆タイミング

１日２回、朝と晩に行うのがベスト。とくに就寝前のリラックスした時間帯は効果が高く、寝つきをよくしてくれます。

◎刺激の基本パターン

「３～５秒押して１秒休む」をリズミカルに繰り返し、１ツボにつき３分前後行うのが基本。刺激がもの足りなければ、10分ほど続けてもOKです。

刺激のしかた

●指の腹で押し込む

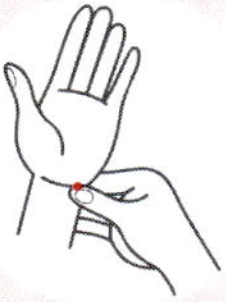

ツボに親指や人差し指の腹をあて、垂直にグーッと押し込むように刺激します。「ちょっと痛いけど、気持ちいい」くらいが目安。

※ほかに、市販の簡単灸で温めるなどの方法もあります。

注意点

- 心地よい疲労を感じ、体が温まってくる程度に行うもので、やり過ぎは禁物。時間は最大30分まで。
- 飲酒時・飲酒後、発熱時、体が極度に弱っているときは、ツボ刺激は避ける。外傷や化膿のある場所も避ける。
- 刺激中に気分が悪くなったら、すぐに中断し、らくな姿勢でしばらく横になる。

簡単に行える耳つまみ

耳上部つまみ

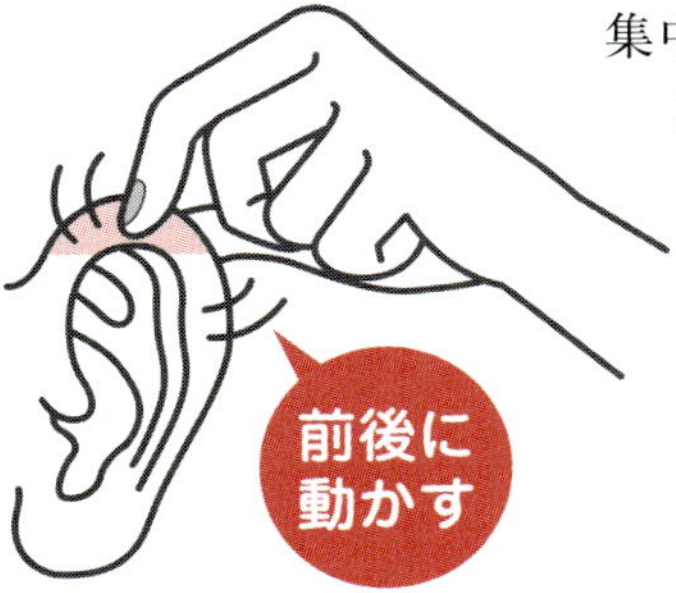

耳には全身に関わるツボが集中しています。そのなかで、降圧に効果があるのが耳上部周辺の「耳尖《じせん》」。ポイント刺激ではなく、親指と人差し指でつまんで刺激します。血行改善にも効果があります。

耳尖

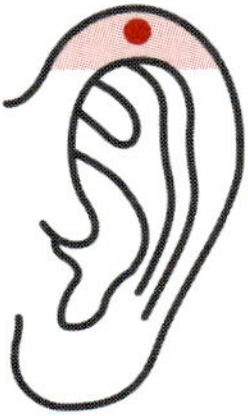

ツボ

耳上部の中心にある「耳尖」周辺。

刺激法

親指と人差し指でつまみ、小刻みに前後に動かす。左右1分ずつ。

時間帯・回数

朝と晩、1日2回。

効果の感じ方

体が温まった感じになる。

頭痛やめまい、不眠にも

耳の後ろ押し

耳の後ろにある「安《あん》眠《みん》」は不眠に効くツボとして有名ですが、血圧の調整にも効果あり。この周辺には重要なツボが集中しており、頭痛やめまい、肩こりなどの改善にも効果が期待できます。

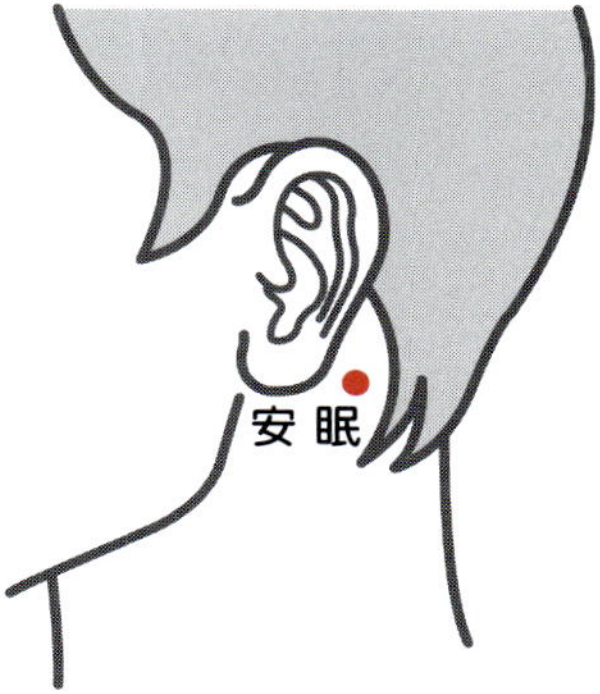

ツボ

「安眠」は耳の裏側にある下に向かって出っ張っている骨の下先端から1cm弱下のところ。その周辺も合わせて押す。

刺激法

人差し指の先で押す。「5秒押して2秒休む」を3分。

時間帯・回数

朝と晩、1日2回。

効果の感じ方

頭の中がすっきりしてくる。

不快症状の改善に！

風池《ふうち》

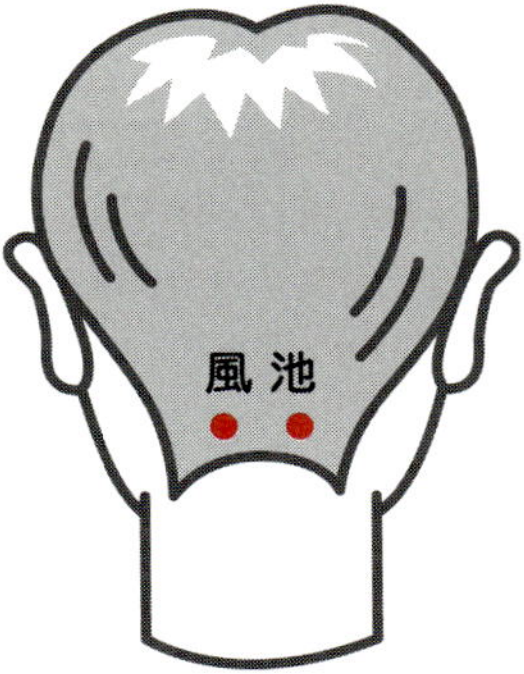

「高血圧といえば風池」というほど代表的なツボ。代謝のとどこおりにともなう、顔のほてり、イライラ、肩こりなどの不快症状の改善にも効果が期待できます。抜け毛予防にも効果があるとされます。

ツボ

後頭部の髪の生え際中央から真上に指で押し上げると骨にぶつかり、そこから指２本分外側のところ。

刺激法

親指の腹で、顔面の反対側の目に向かって力を加えるようにグーッと押し込む（右側のツボを押すときは左側の目に向かって行い、反対側も同様に行う）。「５秒押して２秒休む」を３分。

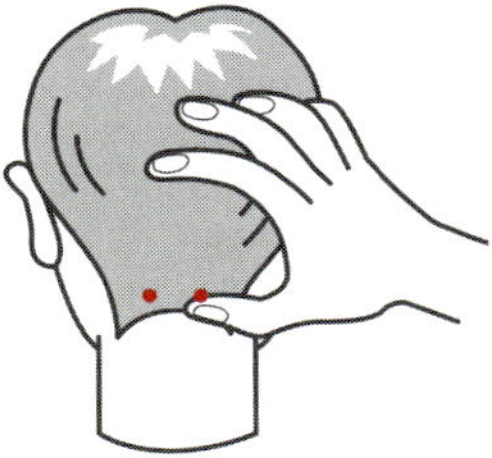

時間帯・回数

朝と晩、１日２回。

効果の感じ方

視界が明るくなった感じがする。

全身の血流を改善する
足三里《あしさんり》

胃腸系のツボとして知られていますが、全身の血流改善にも有効で、ストレス解消にも役立ちます。さらに「腎《じん》」（腎臓周辺）の機能を高める効果もあり、降圧効果をサポートします。

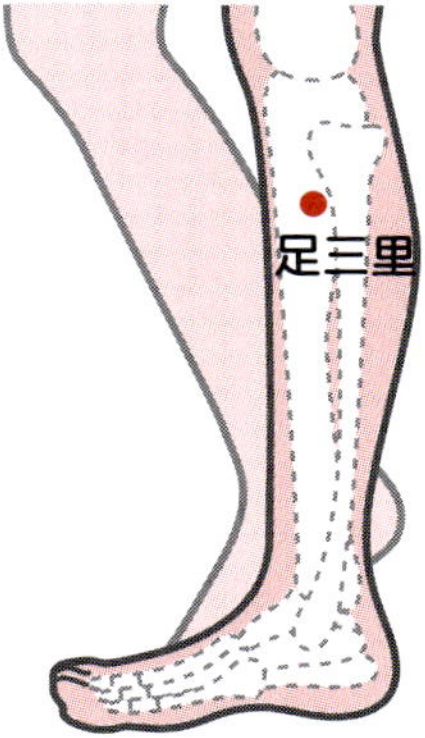

ツボ
膝下のすねの上にある骨の出っ張りから外側に向かって指２本のところ。

刺激法
親指の腹で押す。「５秒押して２秒休む」を３分。

時間帯・回数
朝と晩、１日２回。

効果の感じ方
おなかがゴロゴロしてくる。

ストレス解消にもいいツボ

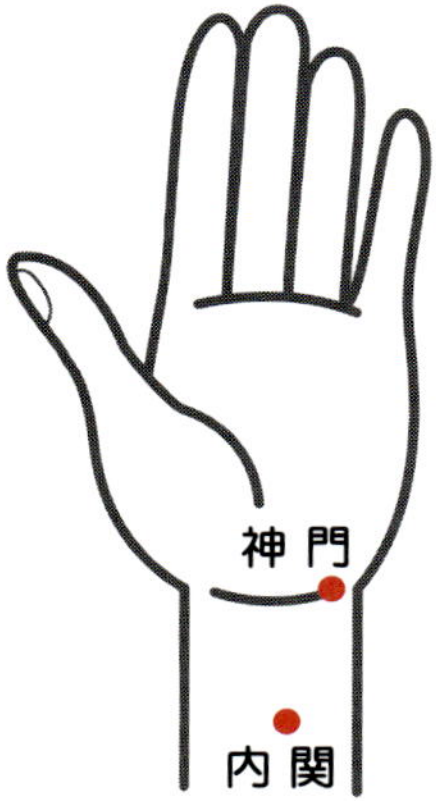

手首のツボをセットで

神門《しんもん》＋内関《ないかん》

2つともストレス解消に有効なツボで、セットで刺激することで効果を高めます。神門は疲れやだるさの改善に、内関は心臓系に由来する息苦しさや動悸《どうき》の緩和などの効果も期待できます。

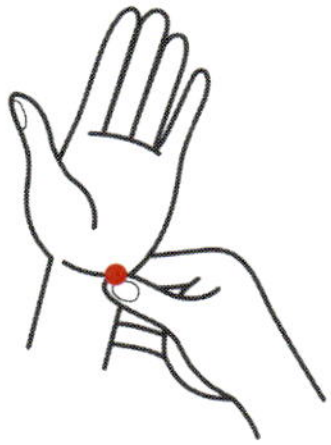

ツボ

「神門」は手首の関節部分の小指側の端で、くぼんでいるところ。「内関」は手首の内側、手首のシワの中央から肘《ひじ》に向かって指2本分のところ。

刺激法

親指の腹で、やや強めに押す。「5秒押して2秒休む」を3分。

時間帯・回数

朝と晩、1日2回。その他、必要によって随時。

効果の感じ方

気持ちが落ち着いてくる。

肩こりや頭痛に効く
曲池《きょくち》

肩こり改善の代表的なツボで、ストレス解消に役立つほか、頭痛や長時間のコンピュータ操作による疲れにも有効です。思いついたときに押すよう習慣づけるのもいい方法です。

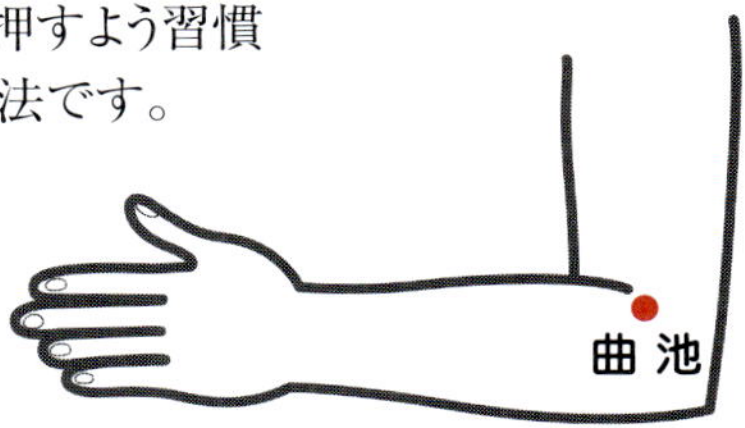

ツボ

肘を曲げたときにできる横ジワの親指側。

刺激法

親指の腹で垂直に、グーッと強く押し込む。「５秒押して１秒休む」を５分。

時間帯・回数

１日２回。その他、必要によって随時。

効果の感じ方

体の中にズシンとひびく。

デトックスや代謝改善に

大横《だいおう》

体内の代謝を活性化し、腸の動きをととのえるツボ。過剰なコレステロールなど、体内の老廃物の排泄をスムーズにし、おなか周りの体脂肪をとる効果も期待できます。

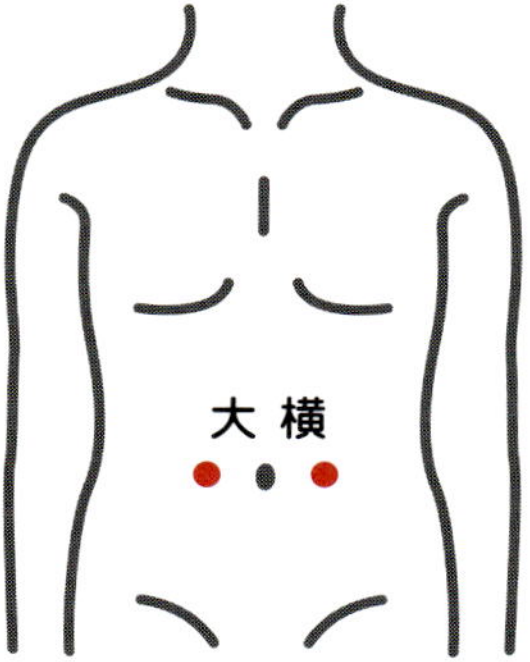

ツボ

へそを中心に両側へ指5本分離れたところ。

刺激法

親指の腹で、おなかの中にひびくくらい強めに押し込む。「3秒押して1秒休む」を3分。

時間帯・回数

朝と晩、1日2回。

効果の感じ方

おなかがグルグル動く感じがする。

ストレス解消にもいい
太衝《たいしょう》

ドロドロ血液を改善するのに役立つツボで、血流がよくなると、体内の各機能の代謝が促進されます。結果、肥満の予防・改善、ストレスの緩和、二日酔いの解消などの効果が期待できます。

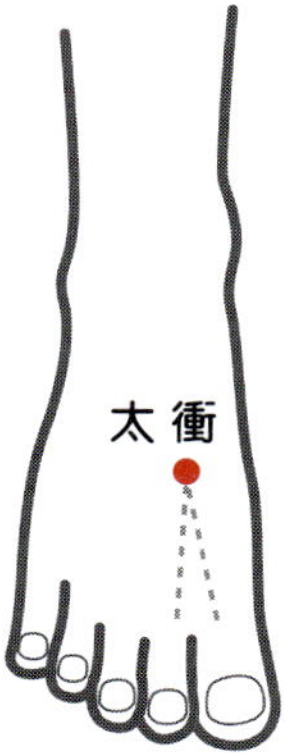

ツボ

足の親指と人差し指のつけ根から、足首の方向へ指で押し上げて指が止まるところ。

刺激法

人差し指の先で押し込む。「5秒押して1秒休む」を3分。

時間帯・回数

朝と晩、1日2回。

効果の感じ方

気分が落ち着いてくる。筋肉の緊張がほぐれる。

COLUMN

私の血圧コントロール法 ④

61歳男性・自営業／6か月で血圧が
160/91mmHg→142/89mmHgに

高血圧とは10年のつきあい。薬を飲みながら、塩辛い食品を食べすぎないなど、減塩にも気をつけていたのですが、60歳ごろから高血圧の程度が軽症から中等症に。血糖値も上がってきたので、「このままではまずい」と思い、運動を始めました。コンサルタント業という職業柄、動くことが少なく、長年の運動不足で体はガチガチ。

毎日のストレッチと歩くことから始め、慣れてきたところで、週4日のペースでウォーキングを開始。やってみると面白く、血圧も血糖値も正常値に近づいています。

72歳男性／2か月で血圧が
145/86mmHg→135/80mmHgに

1年ほど前から家庭血圧の測定を習慣にしており、上が軽症、下が正常高値でさほど心配していなかったところ、前回の健診で「収縮期高血圧」であり、上下の差の大きさは動脈硬化の進行を示すと告げられ、びっくり。まだまだ健康でいて、定年後のゆったりした時間を楽しみたいので、さっそく自己療養を始めました。

主菜はうす味の料理を中心にし、副菜で野菜をたっぷり。ほぼ毎日、長めの散歩を行い、歩く機会も増やしました。2か月で上が10mmHg下がり、がんばった成果が出ています。

付録　家庭血圧日記

自分の血圧の状態を正確に知るには、毎日、家庭で血圧をはかるのがいちばんです。

最近の家庭用血圧計は精度がよく、測定法も簡単！　価格もさほど高くはないので、持っていない人は、セルフケアを始める機会に購入するといいでしょう。

毎日の血圧値の記録は、血圧コントロールはもとより、健康を守るための財産にもなります。

[家庭血圧の測定の基本]

◎毎日続けることが大切です。最初は面倒でも、続けているうちに、生活のリズムに組み込まれてきます。
◎測定値の信頼度の高さから、上腕カフ・タイプを使いましょう。
◎寒い時期は、暖かくした部屋ではかります。
◎セルフケアで血圧が下がったあとも、測定を継続しましょう。

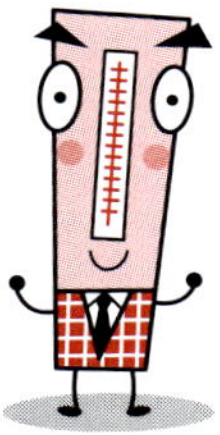

家庭血圧を毎日はかって、上手に血圧をコントロール！

●家庭血圧の診断基準（収縮期/拡張期）

高血圧	135/85mmHg以上
正常高値血圧	125/80mmHg以上 135/85mmHg未満
正常血圧	125/80mmHg未満

資料：日本高血圧学会「高血圧治療ガイドライン2014」

家庭血圧を正しくはかるコツ

血圧コントロールのためには、朝と夜の１日２度、家庭血圧をはかりましょう。１度の測定は１回でもいいですが、１度に２、３回はかり、その平均値をとると、より正確です。

[朝]

- 起きて１時間以内で、排尿後にはかる
- 食事、薬の服用前にはかる

[夜]

- 寝る前にはかる
- はかる直前は、飲酒や入浴はひかえたい。測定直前に飲酒や入浴を行った場合は、その旨も記録する

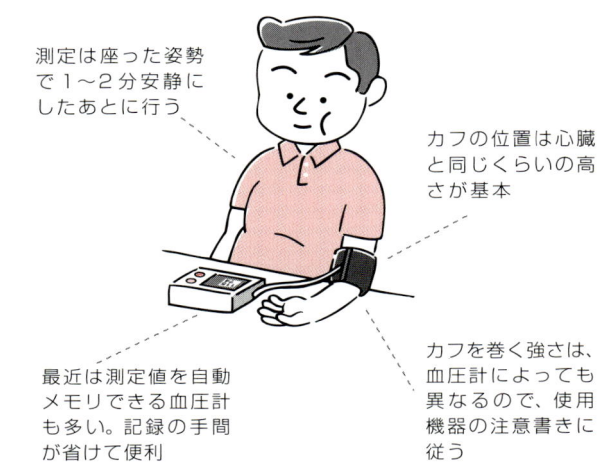

測定は座った姿勢で１～２分安静にしたあとに行う
カフの位置は心臓と同じくらいの高さが基本
最近は測定値を自動メモリできる血圧計も多い。記録の手間が省けて便利
カフを巻く強さは、血圧計によっても異なるので、使用機器の注意書きに従う

家庭血圧日記の記録法

- 血圧や体重は、毎日、同じ時間帯にはかりましょう。
- 自動メモリ機能がついている血圧計を使っていても、別途、家庭血圧日記に記録しておくと、ほかの項目とも比較対照できて便利です。
- 血圧値とともに、脈拍も記録しましょう。
- 体重は小数点１ケタまで記入します。
- 高血圧治療薬を飲んでいる場合は、その服用記録もとりましょう。
- 食事・お酒、運動についても簡単な記録をとっておきましょう。
- 日曜日に、１週間の血圧の平均値をとって記録しておくと、長い期間での血圧の変動状態がいっそうわかりやすくなります。

［記入例］

日付		X/1	/	/
血圧 mmHg（上/下）	朝	154/118		
	夜	136/104		
脈拍（拍/分）	朝	79		
	夜	72		
体重（kg）		73.5		
薬		○		
運動		ウォーキング 30分		
食事 お酒 など		食事 ○ 禁酒		

●家庭血圧日記は、P.190・191にあります。

20　　年　　月　●1週間の平均血圧[朝]　　／　　[夜]　　／

		月	火	水	木	金	土	日
日付		／	／	／	／	／	／	／
血圧 mmHg（上―下）	朝	―	―	―	―	―	―	―
	夜	―	―	―	―	―	―	―
脈拍（拍／分）	朝							
	夜							
体重（kg）								
薬								
運動								
食事 お酒 など								

●拡大コピーをとってお使いください。

20　　年　　月　●1週間の平均血圧[朝]　／　[夜]　／

		月	火	水	木	金	土	日
日付		／	／	／	／	／	／	／
血圧 mmHg（上—下）	朝	—	—	—	—	—	—	—
	夜	—	—	—	—	—	—	—
脈拍（拍／分）	朝							
	夜							
体重（kg）								
薬								
運動								
食事お酒など								

●監修者紹介

島田和幸（しまだ かずゆき）

新小山市民病院理事長・病院長、自治医科大学名誉教授。元自治医科大学附属病院長。東京大学医学部卒業後、同大学第三内科、米国タフツ大学、ニューイングランド・メディカルセンター、高知医科大学、自治医科大学を経て、現在にいたる。専門は循環器内科。『高血圧治療ガイドライン 2014』の作成委員を務め、高血圧関連の著書監修書多数。

・料理　検見﨑聡美（けんみざき さとみ）

管理栄養士・料理研究家。手軽に作れる家庭料理を料理本や雑誌に発表して活躍。とくに生活習慣病の予防・改善に効果が期待できる、おいしい料理に定評がある。著書・監修書は『おいしく食べて高血圧を下げるバランスレシピ』（小社刊）など多数。

・ツボ指導　李 昇昊（り すんほ）

うえの針灸整骨院院長、東医針法研究会副会長。著書に『すぐに役立つツボ療法 100』（七つ森書館）などがあり、簡単に行えるツボ指導に定評がある。ueno-shinkyu@lemon.plala.or.jp

ここが知りたい！
高血圧を下げる新常識

監修者――――島田和幸
発行者――――永岡純一
発行所――――株式会社永岡書店
〒176-8518　東京都練馬区豊玉上1-7-14
代表03-3992-5155　編集03-3992-7191
製版所――――センターメディア
印刷所――――精文堂印刷
製本所――――ヤマナカ製本

ISBN978-4-522-42643-2 C2176 ㉑